U0223211

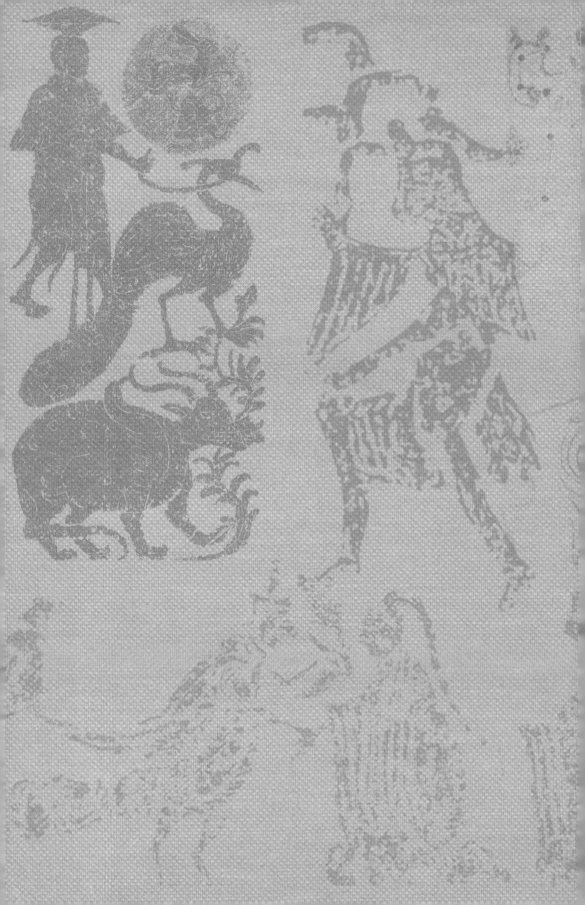

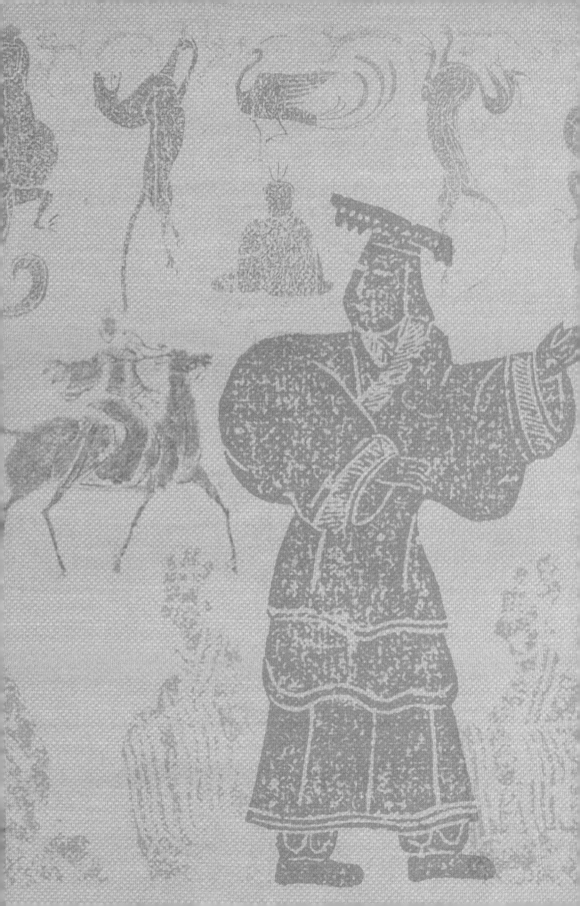

中国古医籍整理丛书

神 灸 经 纶

清·吴亦鼎　辑

邓宏勇　许　吉　校注

中国中医药出版社

·北　京·

图书在版编目（CIP）数据

神灸经纶/（清）吴亦鼎辑；邓宏勇，许吉校注 . —北京：中国中医药出版社，2015.1（2025.6重印）
（中国古医籍整理丛书）
ISBN 978 - 7 - 5132 - 2169 - 6

Ⅰ. ①神…　Ⅱ. ①吴…　②邓…　③许…　Ⅲ. ①针灸疗法 - 中国 - 清代　Ⅳ. ①R245

中国版本图书馆 CIP 数据核字（2014）第 288130 号

中 国 中 医 药 出 版 社 出 版
北京经济技术开发区科创十三街 31 号院二区 8 号楼
邮政编码　100176
传真　010 64405721
北京盛通印刷股份有限公司印刷
各地新华书店经销
*
开本 710×1000　1/16　印张 15.75　字数 102 千字
2015 年 1 月第 1 版　2025 年 6 月第 8 次印刷
书　号　ISBN 978 - 7 - 5132 - 2169 - 6
*
定价　46.00 元
网址　www.cptcm.com

如有印装质量问题请与本社出版部调换
版权专有　侵权必究
服务热线　010 64405510
购书热线　010 89535836
微信服务号　zgzyycbs
书店网址　csln. net/qksd/
官方微博　http：//e. weibo. com/cptcm
淘宝天猫网址　http：//zgzyycbs. tmall. com

国家中医药管理局
中医药古籍保护与利用能力建设项目
组织工作委员会

主 任 委 员 王国强

副 主 任 委 员 王志勇　李大宁

执 行 主 任 委 员 曹洪欣　苏钢强　王国辰　欧阳兵

执行副主任委员 李　昱　武　东　李秀明　张成博

委　　　　员

各省市项目组分管领导和主要专家

　　（山东省）武继彪　欧阳兵　张成博　贾青顺

　　（江苏省）吴勉华　周仲瑛　段金廒　胡　烈

　　（上海市）张怀琼　季　光　严世芸　段逸山

　　（福建省）阮诗玮　陈立典　李灿东　纪立金

　　（浙江省）徐伟伟　范永升　柴可群　盛增秀

　　（陕西省）黄立勋　呼　燕　魏少阳　苏荣彪

　　（河南省）夏祖昌　刘文第　韩新峰　许敬生

　　（辽宁省）杨关林　康廷国　石　岩　李德新

　　（四川省）杨殿兴　梁繁荣　余曙光　张　毅

各项目组负责人

　　王振国（山东省）　王旭东（江苏省）　张如青（上海市）

　　李灿东（福建省）　陈勇毅（浙江省）　焦振廉（陕西省）

　　蔡永敏（河南省）　鞠宝兆（辽宁省）　和中浚（四川省）

项目专家组

顾　问	马继兴　张灿玾　李经纬
组　长	余瀛鳌
成　员	李致忠　钱超尘　段逸山　严世芸　鲁兆麟
	郑金生　林端宜　欧阳兵　高文柱　柳长华
	王振国　王旭东　崔　蒙　严季澜　黄龙祥
	陈勇毅　张志清

项目办公室（组织工作委员会办公室）

主　任	王振国　王思成
副主任	王振宇　刘群峰　陈榕虎　杨振宁　朱毓梅
	刘更生　华中健
成　员	陈丽娜　邱　岳　王　庆　王　鹏　王春燕
	郭瑞华　宋咏梅　周　扬　范　磊　张永泰
	罗海鹰　王　爽　王　捷　贺晓路　熊智波
秘　书	张丰聪

前　言

中医药古籍是传承中华优秀文化的重要载体，也是中医学传承数千年的知识宝库，凝聚着中华民族特有的精神价值、思维方法、生命理论和医疗经验，不仅对于传承中医学术具有重要的历史价值，更是现代中医药科技创新和学术进步的源头和根基。保护和利用好中医药古籍，是弘扬中国优秀传统文化、传承中医学术的必由之路，事关中医药事业发展全局。

1949 年以来，在政府的大力支持和推动下，开展了系统的中医药古籍整理研究。1958 年，国务院科学规划委员会古籍整理出版规划小组在北京成立，负责指导全国的古籍整理出版工作。1982 年，国务院古籍整理出版规划小组召开全国古籍整理出版规划会议，制定了《古籍整理出版规划（1982—1990）》，卫生部先后下达了两批 200 余种中医古籍整理任务，掀起了中医古籍整理研究的新高潮，对中医文化与学术的弘扬、传承和发展，发挥了极其重要的作用，产生了不可估量的深远影响。

2007 年《国务院办公厅关于进一步加强古籍保护工作的意见》明确提出进一步加强古籍整理、出版和研究利用，以及

"保护为主、抢救第一、合理利用、加强管理"的方针。2009年《国务院关于扶持和促进中医药事业发展的若干意见》指出，要"开展中医药古籍普查登记，建立综合信息数据库和珍贵古籍名录，加强整理、出版、研究和利用"。《中医药创新发展规划纲要（2006—2020）》强调继承与创新并重，推动中医药传承与创新发展。

2003~2010年，国家财政多次立项支持中国中医科学院开展针对性中医药古籍抢救保护工作，在中国中医科学院图书馆设立全国唯一的行业古籍保护中心，影印抢救濒危珍本、孤本中医古籍1640余种；整理发布《中国中医古籍总目》；遴选351种孤本收入《中医古籍孤本大全》影印出版；开展了海外中医古籍目录调研和孤本回归工作，收集了11个国家和2个地区137个图书馆的240余种书目，基本摸清流失海外的中医古籍现状，确定国内失传的中医药古籍共有220种，复制出版海外所藏中医药古籍133种。2010年，国家财政部、国家中医药管理局设立"中医药古籍保护与利用能力建设项目"，资助整理400余种中医药古籍，并着眼于加强中医药古籍保护和研究机构建设，培养中医古籍整理研究的后备人才，全面提高中医药古籍保护与利用能力。

在此，国家中医药管理局成立了中医药古籍保护和利用专家组和项目办公室，专家组负责项目指导、咨询、质量把关，项目办公室负责实施过程的统筹协调。专家组成员对古籍整理研究具有丰富的经验，有的专家从事古籍整理研究长达70余年，深知中医药古籍整理研究的重要性、艰巨性与复杂性，履行职责认真务实。专家组从书目确定、版本选择、点校、注释等各方面，为项目实施提供了强有力的专业指导。老一辈专家的学术水平和智慧，是项目成功的重要保证。项目承担单位山东中医药大学、南京中医药大学、上海中医药大学、福建中医药大学、浙江省中医药研究院、陕西省中医药研究院、河南省中医药研究院、辽宁中医药大学、成都中医药大学及所在省市中医药管理部门精心组织，充分发挥区域间互补协作的优势，并得到承担项目出版工作的中国中医药出版社大力配合，全面推进中医药古籍保护与利用网络体系的构建和人才队伍建设，使一批有志于中医学术传承与古籍整理工作的人才凝聚在一起，研究队伍日益壮大，研究水平不断提高。

本着"抢救、保护、发掘、利用"的理念，该项目重点选择近60年未曾出版的重要古医籍，综合考虑所选古籍的保护价值、学术价值和实用价值。400余种中医药古籍涵盖了医经、基础理论、诊法、伤寒金匮、温病、本草、方书、内科、外科、女科、儿科、伤科、眼科、咽喉口齿、针灸推拿、养生、医案医话医论、医史、临证综合等门类，跨越唐、宋、金元、明以迄清末。全部古籍均按照项目办公室组织完成的行业标准《中医古籍整理规范》及《中医药古籍整理细则》进行整理校注，绝大多数中医药古籍是第一次校注出版，一批孤本、稿本、抄本更是首次整理面世。对一些重要学术问题的研究成果，则集中收录于各书的"校注说明"或"校注后记"中。

"既出书又出人"是本项目追求的目标。近年来，中医药古籍整理工作形势严峻，老一辈逐渐退出，新一代普遍存在整理研究古籍的经验不足、专业思想不坚定等问题，使中医古籍整理面临人才流失严重、青黄不接的局面。通过本项目实施，搭建平台，完善机制，培养队伍，提升能力，经过近5年的建设，锻炼了一批优秀人才，老中青三代齐聚一堂，有效地稳定了研究队伍，为中医药古籍整理工作的开展和中医文化与学术的传承提供必备的知识和人才储备。

本项目的实施与《中国古医籍整理丛书》的出版，对于加强中医药古籍文献研究队伍建设、建立古籍研究平台，提高古籍整理水平均具有积极的推动作用，对弘扬我国优秀传统文化，推进中医药继承创新，进一步发挥中医药服务民众的养生保健与防病治病作用将产生深远影响。

第九届、第十届全国人大常委会副委员长许嘉璐先生，国家卫生计生委副主任、国家中医药管理局局长、中华中医药学会会长王国强先生，我国著名医史文献专家、中国中医科学院马继兴先生在百忙之中为丛书作序，我们深表敬意和感谢。

由于参与校注整理工作的人员较多，水平不一，诸多方面尚未臻完善，希望专家、读者不吝赐教。

国家中医药管理局中医药古籍保护与利用能力建设项目办公室
二〇一四年十二月

许 序

"中医"之名立，迄今不逾百年，所以冠以"中"字者，以别于"洋"与"西"也。慎思之，明辨之，斯名之出，无奈耳，或亦时人不甘泯没而特标其犹在之举也。

前此，祖传医术（今世方称为"学"）绵延数千载，救民无数；华夏屡遭时疫，皆仰之以度困厄。中华民族之未如印第安遭染殖民者所携疾病而族灭者，中医之功也。

医兴则国兴，国强则医强。百年运衰，岂但国土肢解，五千年文明亦不得全，非遭泯灭，即蒙冤扭曲。西方医学以其捷便速效，始则为传教之利器，继则以"科学"之冕畅行于中华。中医虽为内外所夹击，斥之为蒙昧，为伪医，然四亿同胞衣食不保，得获西医之益者甚寡，中医犹为人民之所赖。虽然，中国医学日益陵替，乃不可免，势使之然也。呜呼！覆巢之下安有完卵？

嗣后，国家新生，中医旋即得以重振，与西医并举，探寻结合之路。今也，中华诸多文化，自民俗、礼仪、工艺、戏曲、历史、文学，以至伦理、信仰，皆渐复起，中国医学之兴乃属必然。

迄今中医犹为国家医疗系统之辅,城市尤甚。何哉?盖一则西医赖声、光、电技术而于20世纪发展极速,中医则难见其进。二则国人惊羡西医之"立竿见影",遂以为其事事胜于中医。然西医已自觉将入绝境:其若干医法正负效应相若,甚或负远逾于正;研究医理者,渐知人乃一整体,心、身非如中世纪所认定为二对立物,且人体亦非宇宙之中心,仅为其一小单位,与宇宙万象万物息息相关。认识至此,其已向中国医学之理念"靠拢"矣,虽彼未必知中国医学何如也。唯其不知中国医理何如,纯由其实践而有所悟,益以证中国之认识人体不为伪,亦不为玄虚。然国人知此趋向者,几人?

国医欲再现宋明清高峰,成国中主流医学,则一须继承,一须创新。继承则必深研原典,激清汰浊,复吸纳西医及我藏、蒙、维、回、苗、彝诸民族医术之精华;创新之道,在于今之科技,既用其器,亦参照其道,反思己之医理,审问之,笃行之,深化之,普及之,于普及中认知人体及环境古今之异,以建成当代国医理论。欲达于斯境,或需百年欤?予恐西医既已醒悟,若加力吸收中医精粹,促中医西医深度结合,形成21世纪之新医学,届时"制高点"将在何方?国人于此转折之机,能不忧虑而奋力乎?

予所谓深研之原典,非指一二习见之书、千古权威之作;就医界整体言之,所传所承自应为医籍之全部。盖后世名医所著,乃其秉诸前人所述,总结终生行医用药经验所得,自当已成今世、后世之要籍。

盛世修典,信然。盖典籍得修,方可言传言承。虽前此50余载已启医籍整理、出版之役,惜旋即中辍。阅20载再兴整理、出版之潮,世所罕见之要籍千余部陆续问世,洋洋大观。

今复有"中医药古籍保护与利用能力建设"之工程，集九省市专家，历经五载，董理出版自唐迄清医籍，都400余种，凡中医之基础医理、伤寒、温病及各科诊治、医案医话、推拿本草，俱涵盖之。

噫！璐既知此，能不胜其悦乎？汇集刻印医籍，自古有之，然孰与今世之盛且精也！自今而后，中国医家及患者，得览斯典，当于前人益敬而畏之矣。中华民族之屡经灾难而益蕃，乃至未来之永续，端赖之也，自今以往岂可不后出转精乎？典籍既蜂出矣，余则有望于来者。

谨序。

第九届、十届全国人大常委会副委员长

许嘉璐

二〇一四年冬

王 序

中医学是中华民族在长期生产生活实践中，在与疾病作斗争中逐步形成并不断丰富发展的医学科学，是中国古代科学的瑰宝，为中华民族的繁衍昌盛作出了巨大贡献，对世界文明进步产生了积极影响。时至今日，中医学作为我国医学的特色和重要医药卫生资源，与西医学相互补充、相互促进、协调发展，共同担负着维护和促进人民健康的任务，已成为我国医药卫生事业的重要特征和显著优势。

中医药古籍在存世的中华古籍中占有相当重要的比重，不仅是中医学术传承数千年最为重要的知识载体，也是中医为中华民族繁衍昌盛发挥重要作用的历史见证。中医药典籍不仅承载着中医的学术经验，而且蕴含着中华民族优秀的思想文化，凝聚着中华民族的聪明智慧，是祖先留给我们的宝贵物质财富和精神财富。加强对中医药古籍的保护与利用，既是中医学发展的需要，也是传承中华文化的迫切要求，更是历史赋予我们的责任。

2010 年，国家中医药管理局启动了中医药古籍保护与利用能力建设项目。这既是传承中医药的重要工程，也是弘扬优秀民族文化的重要举措，不仅能够全面推进中医药的有效继承和创新发展，为维护人民健康作出贡献，也能够彰显中华民族的璀璨文化，为实现中华民族伟大复兴的中国梦作出贡献。

相信这项工作一定能造福当今，嘉惠后世，福泽绵长。

国家卫生和计划生育委员会副主任

国家中医药管理局局长

中华中医药学会会长

王国强

二〇一四年十二月

马 序

新中国成立以来，党和国家高度重视中医药事业发展，重视古籍的保护、整理和研究工作。自 1958 年始，国务院先后成立了三届古籍整理出版规划小组，分别由齐燕铭、李一氓、匡亚明担任组长，主持制定了《整理和出版古籍十年规划 (1962—1972)》《古籍整理出版规划（1982—1990）》《中国古籍整理出版十年规划和"八五"计划（1991—2000）》等，而第三次规划中医药古籍整理即纳入其中。1982 年 9 月，卫生部下发《1982—1990 年中医古籍整理出版规划》，1983 年 1 月，中医古籍整理出版办公室正式成立，保证了中医古籍整理出版规划的实施。2002 年 2 月，《国家古籍整理出版"十五"（2001—2005）重点规划》经新闻出版署和全国古籍整理出版规划领导小组批准，颁布实施。其后，又陆续制定了国家古籍整理出版"十一五"和"十二五"重点规划。国家财政多次立项支持中国中医科学院开展针对性中医药古籍抢救保护工作，文化部在中国中医科学院图书馆专门设立全国唯一的行业古籍保护中心，国家先后投入中医药古籍保护专项经费超过 3000 万元，影印抢救濒危珍、善、孤本中医古籍 1640 余种，开展了海外中医古籍目录调研和孤本回归工作。2010 年，国家财政部、国家中医药管理局安排国家公共卫生专项资金，设立了"中医药古籍保护与利用能力建设项目"，这是继 1982～1986 年第一批、第二批重要中医药古籍整理之后的又一次大规模古籍整理工程，重点整理新中国成立后未曾出版的重要古籍，目标是形成并普及规范的通行本、传世本。

为保证项目的顺利实施，项目组特别成立了专家组，承担咨询和技术指导，以及古籍出版之前的审定工作。专家组中的许多成员虽逾古稀之年，但老骥伏枥，孜孜不倦，不仅对项目进行宏观指导和质量把关，更重要的是通过古籍整理，以老带新，言传身教，培养一批中医药古籍整理研究的后备人才，促进了中医药古籍保护和研究机构建设，全面提升了我国中医药古籍保护与利用能力。

作为项目组顾问之一，我深感中医药古籍保护、抢救与整理工作的重要性和紧迫性，也深知传承中医药古籍整理经验任重而道远。令人欣慰的是，在项目实施过程中，我看到了老中青三代的紧密衔接，看到了大家的坚持和努力，看到了年轻一代的成长。相信中医药古籍整理工作的将来会越来越好，中医药学的发展会越来越好。

欣喜之余，以是为序。

中国中医科学院研究员

马继兴

二〇一四年十二月

校注说明

　　清人吴亦鼎所撰《神灸经纶》，是一部灸法专著，成书于清咸丰元年（1851），仅在咸丰三年（1853）刊行过一次，后世流传不甚广，致使传本稀少。目前可考的版本有安徽李济仁家传本（简称李本）、上海裘沛然家藏本（简称裘本）和南京图书馆藏本（简称南京本）。李本由中医古籍出版社影印出版，裘本的蓝晒影印本藏于上海中医药大学图书馆。经比对，三者同为咸丰三年古歙吴氏刻本。

　　本次整理以裘氏家藏本为底本，以南京本和1983年中医古籍出版社影印李本为参校本。校注以简明达意为旨，未做繁复考证。校注中的一些问题说明如下：

　　1. 采用简体横排形式，用新式标点，并对原文重新分段。

　　2. 原书中"右""左"表示前后方位者，径改为"上""下"。

　　3. 凡底本中有明显脱误衍倒之处，据他本或义理订正，并出校记。

　　4. 凡底本中繁体字、俗字、异体字，以现代简化字律齐，不出注。难字、生僻字酌加注释。

　　5. 对古体字，凡能明确其含义者，均以今字律齐，如藏与脏、府与腑、支与肢等。

　　6. 底本多引他书内容，根据不同情况分别处置：文中已说明出处者，不出校记；但所引文字与原书有出入者，均予订正并出校记。文中未说明出处者，一般在章节处指明出处并出校记；文字与原书稍有出入一般不出校记，但影响文义者出校记。

7. 底本目录与正文有较多出入，均按正文实际内容重新编排目录。

8. 底本正文每卷卷首下都有"古歙吴亦鼎砚丞编辑"字样，今一并删去。

9. 底本所附穴图有漫漶缺失处，今稍作修葺，基本保持原貌；图中穴名采用简体字重新标注，少数穴名和文中内容不符，按文中名称径改。

叙

　　书之有叙，叙其书之本末与作书者之意旨，因以俾观者开卷而得其要领也。近世好名之人，每多传书，往往假重名流，赞扬数言，叙于篇首以为荣。意谓非其人则叙不贵，其书亦不为世重。余曰：不然。使其书果切于民生日用，将有不胫而走者矣，何用叙为？兹砚①丞集《神灸》一册，皆述古之词，布帛粟菽②之言也，无庸待人为之叙。然则予又曷③为有叙？正以其书之平淡无奇，不为金玉锦绣，而为布帛粟菽。通其意足以卫生，用其法足以济世。其中辨症论治，按穴指腧，有条不紊，实为寻常日用之不可缺者。考《汉书》载方技三十六家，皆生生之具④，此又别为一家言，名之曰《神灸经纶》，代谋授诸剞劂⑤，砚丞恐贻讥大雅，谦让未遑。余曰：无伤也，是乃仁术也。昔陆宣公⑥退居闲暇，每好抄录方书，日以自课。子集是编，亦犹行古之志欤！世有同善，当不谓余阿私所好。是为叙。

　　时咸丰三年岁在癸丑暮春之初湘帆老人吴建纲⑦书于他石山房

---

① 砚：原作"研"。

② 布帛粟菽：又作"布帛菽粟"，喻极平常而又不可或缺之物。

③ 曷：何。

④ 生生之具：指使生命得以保全的技艺。

⑤ 剞劂（jījué 基绝）：指雕版刻印，本义为雕刻刀具。

⑥ 陆宣公：唐·陆贽（754—805），字敬舆，谥号宣，有《陆宣公翰苑集》传世。陆贽曾谪居僻地，感当地疫病流行，遂编录《陆氏集验方》以解百姓疾苦。

⑦ 吴建纲：吴广杓，字建纲，号湘帆，作者叔祖。

引　言

　　尝闻古之医者，识天时，知气运，通四诊之精微，熟诸经之奇正，洞见垣一方人，神乎伎①矣。故自《灵》《素》传书，《难经》发难，其文渊深古奥，义理无不包括，诚为金匮之秘册，寿民之宝箓②，后人得其一二意旨，遂以名家。但其书有论无方，特示人以大经大法，令后学心领而神悟。惟针灸之治，语焉必详，以针灸有定穴，不得不辨明经络，指示荥俞③，使后之业此者得按经而取穴也。以是知古圣人赞化调元④，跻⑤生民于寿域，何其用心之细而立法之密欤！

　　夫针灸由来久矣。《灵枢》为针灸之宗本，自后明医辈出，殆且百家，如扁鹊、仓公、张机、元化，以及东垣、河间、丹溪诸贤，此皆名之最著者，无不各有著述发明。先圣之经义，秦汉而下，代有传人，至明有越人张会卿，集诸家之要旨，著为《类经》，而针灸之学益显，然犹有未尽者。惟我国朝纂《宗鉴》一书，为医林之总汇，如众水之归宗。其言针灸，审穴分寸，的无差谬。诚哉卓越千古！惜近世医流学焉者寡，治针者百无一二，治灸者十无二三，惟汤液之治，比比皆然。是岂汤液易而针灸难欤？非也。凡人受天地之气以生，莫不具有经络脏腑，其中病也，或在经在络，入腑入脏，则必待明经络脏

---

　　① 伎：通"技"，技艺。
　　② 箓（lù 录）：书籍，簿册。
　　③ 荥俞：指五输穴中的荥穴和输穴，此处代指腧穴。
　　④ 赞化调元：协助教化，调和阴阳。多言治国政功，此处借以言医事。
　　⑤ 跻（jī 基）：登。

腑者，方可以去病，岂为汤液者可舍经络脏腑而别为治乎？吾知必无是理也。然则，何为治此者多而习彼者寡？盖以汤液之治，易于藏拙，其用柔而取效可缓，即彼读汤头记本草者，遂可以医名。若夫针灸之治，苟不明经络俞穴，无从下手，且其用刚而得失易见，人之不乐为此而乐为彼者，由此故也。不知针灸汤液其为用不同，而为医则一也。独是用针之要，先重手法，手法不调，不可以言针。灸法亦与针并重，而其要在审穴，审得其穴，立可起死回生，所以古人合而言之，分而用之，务期于中病而已矣。

是编置针言灸，非以针难而灸易，以针之手法未可以言传，灸之穴法尚可以度识也。苟能精意讲求，由灸而知针，由针而知道，绍①先圣之渊源，补汤液所不及，其功效岂浅鲜哉！爰命孙云路草订成编，以为家藏备要云尔。

时咸丰元年岁次辛亥仲秋月古歙②吴亦鼎砚丞氏自志

---

① 绍：延续。

② 歙（shè 社）：地名，在安徽省东南部。

目 录

卷之一

说原 ……………… 一
蓄艾 ……………… 二
下火 ……………… 二
坐向 ……………… 三
点穴分寸 ……………… 三
早晚次序 ……………… 四
灸病吉日 ……………… 四
四季人神所在禁忌 ……… 五
逐日人神所在 ……………… 五
十二时人神所在 ………… 五
灸炷大小多寡 ……………… 六
灸忌 ……………… 六
补泻 ……………… 七
灸后调养 ……………… 七
卧时祝法 ……………… 一〇
治虚痨咒 ……………… 一〇
用艾 ……………… 一一
灸疮候发 ……………… 一一
灸疮膏药 ……………… 一二

十二经循行经络 ……… 一二
奇经八脉循行经络 …… 一七
周身经络部位歌 ……… 一九
十五别络歌 ……………… 二一
五脏六腑井荥输经合原穴
……………… 二一
周身骨度尺寸今法 …… 二二
周身名位经脉骨度 …… 二三

卷之二

十二经脉起止 ………… 四二
肺经穴歌① ……………… 四二
肺经十一穴分寸 ……… 四四
大肠经穴歌 ……………… 四五
大肠经二十穴分寸 …… 四五
胃经穴歌 ……………… 四八
胃经四十五穴分寸 …… 四八
脾经穴歌 ……………… 五三
脾经二十一穴分寸 …… 五三
心经穴歌 ……………… 五六

---

① 肺经穴歌：原书目录"肺经穴歌"下有"肺经穴图"，今以插图附节后。以下诸经同此。

心经九穴分寸 …………… 五六

小肠经穴歌 …………… 五八

小肠经十九穴分寸 …… 五八

膀胱经穴歌 …………… 六〇

膀胱经六十三穴分寸 … 六一

心包经穴歌 …………… 六七

心包经九穴分寸 ……… 六七

肾经穴歌 ……………… 六九

肾经二十七穴分寸 …… 六九

三焦穴歌 ……………… 七二

三焦经二十三穴分寸 … 七三

胆经穴歌 ……………… 七五

胆经四十三穴分寸 …… 七六

肝经穴歌 ……………… 七九

肝经十四穴分寸 ……… 八〇

奇经八脉 ……………… 八二

任脉穴歌 ……………… 八四

任脉二十四穴分寸 …… 八四

督脉穴歌 ……………… 八七

督脉二十八穴分寸 …… 八七

冲脉穴歌 ……………… 八九

冲脉十一穴分寸 ……… 九一

带脉穴歌 ……………… 九一

带脉三穴分寸 ………… 九一

阳蹻穴歌 ……………… 九一

阳蹻脉十一穴分寸 …… 九四

阴蹻穴歌 …………… 九四

阴蹻脉三穴分寸 ……… 九四

阳维穴歌 …………… 九六

阳维脉十三穴分寸 …… 九六

阴维穴歌 …………… 九八

阴维脉七穴分寸 ……… 九八

卷之三

证治本义 …………… 一〇〇

十二经主病经文 …… 一〇一

奇经八脉主病经文

………………… 一〇四

伤寒脉证 …………… 一〇五

两感 ………………… 一〇七

合病 ………………… 一〇八

过经不解 …………… 一〇八

伤寒忌灸 …………… 一〇九

伤寒宜灸 …………… 一〇九

中风证略 …………… 一一二

中风灸穴 …………… 一一三

厥逆证略 …………… 一一五

厥逆灸治 …………… 一一五

首部证略 …………… 一一七

首部证治 …………… 一二一

中身证略 …………… 一二五

身部证治 …………… 一三九

卷之四

手足证略 …………… 一五九

手足证治 …………… 一六三

二阴证略 …………… 一六七

二阴证治 …………… 一七一

妇人证略 …………… 一七五

妇科证治 …………… 一八一

小儿证略 …………… 一八四

小儿证治 …………… 一九〇

外科证略 …………… 一九三

外科证治 …………… 一九六

砚丞医愿 …………… 二〇七

本愿五则 …………… 二〇八

不治五则 …………… 二〇九

校注后记 …………… 二一一

卷之一

说　原

粤稽古昔，疗民疾病，有医药而无方书。《素问》辨症论治，经络详明。《灵枢》多言针灸，温凉补泻，法密而用神。自秦汉以下，方书出而针灸之治鲜有传人。原针有九①，视病之轻重虚实，用以手法，刺浅刺深，呼吸运动之间，须要医者与病人息息相通，方能愈病，非神而明之者，莫能窥其奥旨。灸法要在明症审穴，症不明则无以知其病之在阳在阴，穴不审则多有误于伤气伤血。必精心体究，然后可收灸治之全功，而见愈病之神速也。凡人之血气精神，所以奉生而周于性命者也。气有阻逆，则阳脉不和，而神无所守；血有凝滞，则阴脉不和，而精日有亏。内伤于七情，外感于六气，皆足为气血病。

灸者，温暖经络，宣通气血，使逆者得顺，滞者得行，诚前圣之妙用，而惠人于无穷也。且有风寒卒中，危在须臾，用药有所不及，灸得其要，立可回生，医家取效见功，莫过于此者。后人难在取穴，遂与针法并废而不究心，至病有可生而无生之之法，任其枉死，良可悲也！夫灸取于火，以火性热而至速，体柔而用刚，能消阴翳，走而不守，善入脏腑。取艾之辛香作炷，能通十二经，入三阴，理气血，以治百病，效如反掌，学者不可不知也。

---

① 原针有九：指《灵枢·九针十二原》所载九种针具：镵针、员针、鍉针、锋针、铍针、员利针、毫针、长针、大针。

蓄 艾

凡物多用新鲜，惟艾取陈久者良。以艾性纯阳，新者气味辛烈，用以灸病，恐伤血脉。故必随时收蓄，风干，净去尘垢，捣成熟艾，待三年之后，燥气解，性温和，方可取用。用时复以手细揉，坚团作炷，或大或小，临症随宜酌用，庶无有误。

下 火①

灸法下火，宜用阳燧火珠②承日，取太阳之火。其次用线香火，或麻油灯、蜡烛火，以艾茎烧点于炷，艾③润灸疮至愈，不痛也。其戛金击石、钻燧入木之火，皆不可用。邵子④云：火无体，因物以为体。金石火伤神、多汗，桑火伤肌肉，柘火伤气脉，枣火伤肉、吐血，橘火伤营卫经络，榆火伤骨、失志，竹火伤筋、损目。《南齐书》⑤载：武帝时有沙门从北齐赍⑥赤火来，其火赤于常火而小，云以疗疾，贵贱争取之，灸至七炷多验。吴兴杨道庆虚疾二十年，灸之即瘥。咸称为圣火，诏禁之不止，不知此火何物之火也。故灸病下火，最宜选慎，若急卒惊惶，取用竹木之火，非徒无益而反有损，人以为灸无功效，而不知用火之过，误也。

---

① 下火：此节语本《本草纲目·火部》"艾火"条。

② 阳燧火珠：古代聚阳光取火的工具。

③ 艾：《本草纲目·火部》作"滋"。

④ 邵子：邵雍（1011—1077），字尧夫，谥号康节，北宋哲学家、易学家。

⑤ 南齐书：南朝萧齐王朝断代史书，南朝萧子显撰。

⑥ 赍（jī基）：持，携带。

坐 向

古法灸病，令病人春坐东向西，夏坐南向北，秋坐西向东，冬坐北向南。后人易要，春向东，夏向南，秋向西，冬向北，顺迎四时之生气，理为近似①。然准此为定向，尽人所同，但人各有定命，各有五行生克制化，不若遵宪书九宫、男女、定命、坐旺、迎生为准的②。如一宫立命，乾兑为生，坎为旺，坐坎向乾或向兑，皆为生旺互用。二宫立命，离为生，坤艮为旺。三四两宫立命，坎为生，震巽为旺。五宫立命，男寄于艮，女寄于坤，生旺与二八两宫同。六七两宫立命，坤艮为生，乾兑为旺。八宫立命，生旺同二宫。九宫立命，坤艮为生，离为旺。照此安定坐向，灸之乃有神验。

点穴分寸③

《千金》云：人有老少，体有长短，肤有肥瘦，皆须精思度量，准而折之。法以男左手女右手，以中指第二节，屈指两纹尖相去为一寸，童稚亦如之。取稻杆心量或薄篾量皆易折而不伸，或以细绳蜡用亦可。凡点穴，皆要平正四体，无使歪斜，

---

① 古法灸病……理为近似：《医宗金鉴·刺灸心法要诀》"四季针灸坐向歌"注："针灸坐向，避忌之理，《医学入门》'春坐东向西，夏坐南向北，秋坐西向东，冬坐北向南'，皆背四季生气之向，不可为法。宜从春向东，夏向南，秋向西，冬向北，四土旺月向四维，以迎生气，本乎天理，顺其自然为是也。"入，疑为"人"之误。

② 不若……为准的：指依据患者生辰、性别等推算出治疗时当采用的坐位及朝向。宪书，即时宪书，又称"历书""通书""皇历"等，民间多据之做择吉之用。九宫、男女、定命、坐旺、迎生，皆命理术语。

③ 点穴分寸：此节语本《备急千金要方·灸例》及《医宗金鉴·刺灸心法要诀》"行针次第手法歌"注文。

灸时恐穴不正，徒坏好肉尔。若坐点则坐灸，卧点则卧灸，立点则立灸，反此则不得真穴矣。

早晚次序①

天有阴阳，日分昼夜，阳生于子而尽于午，阴生于午而尽于子。人身之阴阳亦与之应，故灸法从阳，必取阳旺之时，以正午下火为最善。正时既得，次第须分，如上下皆灸，先灸上后灸下，阴阳经皆灸，先灸阳后灸阴。若颠倒错乱，则轻者重浅者深，致多变症。

灸病吉日②

丁卯、庚午、甲戌、丙子、丁丑、壬午、甲申、丙戌、丁亥、辛卯、壬辰、丙申、戊戌、己亥、庚子、辛丑、甲辰、乙巳、丙午、戊申、壬子、癸丑、乙卯、丙辰、己未、壬戌。

成日、开日、执日、天医日。

忌辛未扁鹊死日，男忌除日，女忌破日。

---

① 早晚次序：此节语本《医宗金鉴·刺灸心法要诀》"灸法早晚次序歌"注文。

② 灸病吉日：此节语本《医学入门·针灸禁忌》（明·李梴著）。成、开、执、除、破日等，均指十二建星（即年中循环顺排建、除、满、平、定、执、破、危、成、收、开、闭十二日，各主吉凶宜忌）而言。天医日，指民间认为每月各有一日适合求医配药。

四季人神所在禁忌①

神②常在心，春在左胁，秋在右胁，冬在腰，夏在脐。

逐日人神所在③

初一日足大趾，初二日外踝，初三日股内，初四日在腰，初五日在口，初六日在小④手小指，初七日在内踝，初八日在腕，初九日在尻，初十日在背腰，十一日鼻柱，十二日发际，十三日在牙，十四日在胃，十五日遍身，十六日在胸，十七日气冲，十八日股内，十九日在足，二十日内踝，二十一日手小指，二十二日外踝，二十三日在肝，二十四日手阳明，二十五日在足，二十六日在胸，二十七日在膝，二十八日阴中，二十九日在胫，三十日在跗⑤。

十二时人神所在⑥

子在左右内外踝，丑在头，寅在耳，卯在面，辰在项，巳在乳肩，午在胁，未在腹，申在心主，酉在膝，戌在腰背，亥在股。

---

① 四季人神所在禁忌：此节语本《备急千金要方·太医针灸宜忌》及《医宗金鉴·刺灸心法要诀》"四季人神所在禁忌针灸歌"注文。《医宗金鉴·刺灸心法要诀》："四季人神所在之处，谓人之神气初动之处，同乎天之流行也，禁针灸者，恐伤生气也。"

② 神：《医宗金鉴·刺灸心法要诀》注文作"人神"。

③ 逐日人神所在：此节语本《备急千金要方·太医针灸宜忌》及《医宗金鉴·刺灸心法要诀》"逐日人神所在禁忌针灸歌"注文。

④ 小：疑衍，《备急千金要方·太医针灸宜忌》无此字。

⑤ 跗（fū 夫）：同"跗"，脚背。

⑥ 十二时人神所在：此节语本《千金翼方·针灸宜忌》及《医宗金鉴·刺灸心法要诀》"十二时人神所在禁忌针灸歌"注文。

灸炷大小多寡①

生人体质有强弱虚实，皮肉有厚薄坚柔，不可不分别灸之。如头与四肢肌肉浅薄，若并灸之，恐肢骨气血难堪，必分日灸之，或隔日灸之，其炷宜小，壮数亦不宜多；背腹皮肉深厚，艾炷宜大壮②，壮数宜多，使火气充足，始能去痼冷疾也。有病必当灸巨阙、鸠尾二穴者，必不可过三壮，艾炷如小麦，恐火气伤心也。古人灸法有二报③、三报，以至连年不绝者，前后相催，其效尤速，或自三壮、五壮以至百壮者，由渐而增，多多益善也④。

灸　忌

灸病，必先候脉辨症。脉得数实，症见躁烦、口干咽痛、面赤火盛，新得汗后，以及阴虚内热等症，俱不宜灸。臂脚穴，灸多脱人真气，令人血脉枯竭，四肢削瘦无力。人有病，欲灸足三里者，必年三十以上方许灸之，恐年少火盛伤目。故凡灸头必灸足三里者，以足三里能下火气也⑤。阴晦、大风、雷雨并人神所在忌日，皆不宜灸，然有病当急遽之时，又宜权变。

---

① 灸炷大小多寡：此节语本《医宗金鉴·刺灸心法要诀》"灸法大小多少歌"注文。

② 壮：疑衍，《医宗金鉴·刺灸心法要诀》无此字。

③ 报：指重复施灸，灸后隔一日或数日再灸一次为一报。报与壮皆为灸法量词，壮言一次用艾之多寡，报言灸治重复之数。

④ 古人灸法……多多益善也：语见《类经图翼·诸证灸法要穴》。

⑤ 人有病……能下火气也：语本《医宗金鉴·刺灸心法要诀》"灸法早晚次序歌"注文。《外台秘要》："凡人年三十以上，若不灸三里，令人气上眼暗，所以三里下气也。"

补　泻①

凡用火补者，勿吹其火，必待其从容彻底自灭。灸毕即可用膏贴之，以养火气，若欲报者，直待报毕贴之可也。用火泻者，疾吹其火，令火速灭。须待灸疮溃发，然后贴膏。此补泻之法也。灸疮七日不发，是气血衰败，症不可治。

灸后调养

灸后气血宣通，必须避风寒，节饮食，慎起居，戒恼怒，平心静气，以养正祛邪。《寿世青编》② 有五养说，可以祛病延年。

一在养心。心者，万法之宗，一身之主，生死之本，善恶之源，与天地相通，为神明之主宰，而病否之所由系也。盖一念萌动于中，六识③流转于外，不趋乎善，则五内颠倒，大疾缠身。若夫达士则不然，一心澄湛，万祸消除。老子曰④：夫⑤神好清而心扰之，人心好静而欲牵之，常能遗其欲而心自静，澄其心而神自清，自然六欲⑥不生，三毒⑦消灭。《孟子》曰：养心莫善于寡欲。所以妄想成病，神仙莫医，正心之人，鬼神

---

① 补泻：此节语本《类经图翼·诸证灸法要穴》。

② 寿世青编：又名《寿世编》，清代尤乘撰，养生专著。后文五养之说皆本是书。

③ 六识：佛学术语。指人体眼、耳、鼻、舌、身、意具有视、听、嗅、味、触、念虑等功能。

④ 老子曰：此处引文见《太上老君说常清静经》，作者不详，系后人伪托老子所传。

⑤ 夫：《寿世青编·藏五脏说》后有"人"字。

⑥ 六欲：佛学术语。六欲指色欲、形貌欲、威仪姿态欲、言语音声欲、细滑欲、人相欲，泛指情欲。

⑦ 三毒：佛学术语。三毒即贪、嗔、痴，佛教认为其是一切痛苦的根源。

亦惮，养与不养故也。目无妄视，耳无妄听，口无妄言，心无妄动，贪嗔痴爱，是非人我，一切放下，未事不可先迎，遇事不宜过扰，既事不可留住，听其来去，应以自然，忿懥①恐惧，好乐忧患，皆得其正，此养心之法也。

一在养肝。肝者，魂之处也，其窍在目，其位在震，主春生发动之令也。然木能动风，故《经》②曰：诸风掉眩属于肝。又曰：阳气者，烦劳则张，精绝，辟积于夏，使人煎厥。春气方升，而烦劳太过，则气张于外，精绝于内，春令邪辟之气积久不散，至夏则火旺而真阴如煎，火炎而虚气逆上，故曰煎厥。又曰：肝气失治，善怒者名曰煎厥。戒怒养阳，使生生之气相生于无穷。又曰：大怒则形气绝，而血菀于上，使人薄厥。菀，结也。怒气伤肝，肝为血海，怒则气上，气逆则绝，所以血菀上焦，相迫曰薄，气逆曰厥，气血俱乱，故为薄厥。积于上，势必厥而吐也。薄厥者，气血之多而盛者也。所以肝藏血，和则体泽，衰则枯槁。故养肝之要，在于戒忿怒。是摄生之第一法也。

一在养脾。脾者，后天之本，人身之仓廪也。脾应中宫之土，土为万物之母。如婴儿初生，一日不再食则饥，七日不食则肠胃涸绝而死。《经》曰：安谷则昌，绝谷则亡。盖谷气入胃，洒陈六腑而气至，和调五脏而血生，人之所资以为本者也。然土恶湿而喜燥，饮不可过，过则湿重而不健，食不可过，过则壅滞而难化，病由是生矣。故饮食所以养生，而食无厌亦能害生。《物理论》③曰：谷气胜元气，其人肥而不寿。养生之

---

① 懥（zhì 至）：忿恨、恼怒貌。
② 经：指《内经》。
③ 物理论：晋代杨泉撰，三国时期论述天文、地理、农业、医学及哲学的著作，原书散佚，后人据《意林》《太平御览》等辑成。

术，常令谷食①气少，则病不生。谷气且然，矧②五味餍饫③为五内害乎？甚而广搜珍错，争尚新奇，恐其性味、良毒，与人脏腑宜忌尤未可晓。故西方大法，使人戒杀茹素，本无异道。人能戒杀，则性慈而善念举；茹素，则心清而肠胃厚，无嗔无贪，邪淫不犯。此养脾在于节食，不可不知。

一在养肺。肺者，脏之长也，心之华盖也。其藏魄，其主气，统领一身之气者也。《经》曰：有所失亡，所求不得，则发肺鸣，鸣则肺热叶焦。充之则耐寒暑，伤之则百邪易侵，随事痿矣。故怒则气上，喜则气缓，悲则气消，恐则气下，惊则气乱，劳则气耗，思则气结，七情之害，皆气主之也。直养无害，而后得其浩然之正，与天地相通，与道义相配。先王以至日闭关，养其微也；慎言语，节饮食，防其耗也。气之消息④大矣哉！

一在养肾。肾者，先天之本，藏精与志之宅也。仙经⑤曰：借问如何是元牝⑥，婴儿初生先两肾。又曰：元牝之门，是为天地根。是故人未有此身，先生两肾。盖婴儿未成，先结胞胎，其象中空，一茎透起，形如莲蕊。一茎即脐带也，莲蕊即两肾也，为五脏六腑之本，十二脉之根，呼吸之主，三焦之原，人资以为始，岂非天地之根乎？而命寓焉者，故又曰命门。天一生水，故曰坎水。夫人欲念一起，炽若炎火，水火相克，则水

---

① 食：《寿世青编·养脾说》无此字。
② 矧（shěn 沈）：况且。
③ 餍饫（yànyù 厌玉）：丰美的食品。
④ 消息：此处作奥妙解。
⑤ 仙经：指道教典籍。语见唐代韩吕岊撰《玄牝歌》。
⑥ 元牝（pìn 聘）：原作"玄牝"，道教术语，指化生万物之天道，此借指肾脏。元，为"玄"避讳。牝，雌性动物。

热火寒，而灵台之焰藉此以灭矣。使水先枯涸，而木无所养则肝病，火炎则土燥而脾败，脾败则肺金无资，咳嗽之症成矣。所谓五行受伤，大本已去，欲求长生，岂可得乎？《庄子》曰：人之大可畏者，不知所戒也。养生之要，首先寡欲。嗟乎！元气有限，情欲无穷。《内经》曰：以酒为浆，以欲为常，醉以入房，以竭其精。此当戒也。然人之有欲，如木之有蠹，蠹甚则木折，欲炽则身亡。仙经曰：无劳尔神，无摇尔精，无使尔思虑营营，可以长生。智者鉴之。

卧时祝法①

经②云：夜寝欲合眼，以手抚心三过，微祝曰：

太灵九宫，太乙守房。

百神安位，魂魄和同，

长生不死，塞灭邪凶。

祝毕而寝。此名九宫隐祝寝魂之法，常能行之，使人魂魄安然，永获贞吉。

治虚痨咒

孙真人③云：人病虚痨，阴虚火旺，易生忿怒，莫能自制。昆仑大隐仙师有灭火咒，曰：

上天下地，有我一身，

生气运动，耳目聪明。

---

① 卧时祝法：此节语见《寿世青编》。祝，祷告于神灵也。

② 经：《寿世青编》作《黄素四十四方经》。

③ 孙真人：孙思邈（581—682），唐代著名医家，世称药王，以修道受宋徽宗追封"妙应真人"，故称。撰《备急千金要方》《千金翼方》等。

神失气散，冥冥一心，

富贵安在，妻孥①匪亲。

为荣为辱，任人旦评，

我今现在，有喜无嗔。

灵台仙子，玉阙真君，

祛我烦恼，助我精神。

真丹内结，净扫六尘。

默诵数遍，五脏自觉清虚，内火平熄，久久诵之，虚者实，弱者强，病可不治而愈。

用 艾②

凡下艾时，必先以蒜切片擦穴上，然后安艾，不然，则运动之间其艾必落矣。如着艾火痛不可忍，预先以手指紧罩其穴处，更以铁物压之，即止。或着火有眩晕者，神气虚也，仍以冷物压灸处，其晕自苏，再停良久，以稀粥或姜汤与饮之，以壮其神，复如前法，以终其事。

灸疮候发③

灸法以阳胜阴，着艾火后，须要疮发，所患即瘥。若见灸疮不发，用故鞋底焙热熨之，三日而发。仍以小鸡、鲢鱼、豆腐等物与食，其疮必发。若气血衰弱者，调之以药饵。又灸后疮未发，宜乌桕树叶贴之。疮发痛不止，用柏叶、芙蓉叶，端

① 孥（nú 奴）：子女。原作"拏"，据文义改。

② 用艾：此节语本（明代龚廷贤著）《寿世保元·灸法》。

③ 灸疮候发：此节语本《寿世保元·灸法》。

午日午时采，阴干为细末，每遇灸疮黑盖平脱①，水调少许如膏，着纸贴之即愈。若灸疮出血，用百草霜为末，掺之即止。又洗法，以葱叶、薄荷煎水温洗，可逐风邪。若疮发黑烂疼痛，用桃枝、柳枝、胡荽、黄连煎水温洗。总之，灸后疮发病易已，疮不发病难已，以人之元气胜与不胜也。

灸疮膏药②

方用

黄芩　黄连　白芷　金星草　乳香　当归　薄荷　淡竹叶
川芎　葱白　铅粉　香麻油

以上药味各等分，用香油煎药，去渣，再下铅粉，熬成膏，专贴灸疮。

十二经循行经络③

手太阴肺

肺手太阴之脉，起于中焦，下络大肠，还循胃口，上膈属肺。从肺系④横出腋下，下循臑⑤内，行少阴、心主⑥之前，下肘中，循臂内上骨下廉⑦，入寸口，上鱼，循鱼际，出大指之端。

其支者，从腕后，直出次指内廉，出其端。

---

①　黑盖平脱：《寿世保元·灸法》作"黑盖子脱了"。
②　灸疮膏药：此节语本《医宗金鉴·刺灸心法要诀》"灸疮膏药歌"并注。
③　十二经循行经络：此节语见《灵枢·经脉》。
④　肺系：肺与喉咙相联系的组织。
⑤　臑（nào 闹）：上臂。
⑥　心主：即心包，此处指手厥阴心包经。
⑦　上骨下廉：桡骨下缘。上骨，即桡骨；廉，边也。

手阳明大肠

大肠手阳明之脉，起于大指次指之端，循指上廉，出合谷两骨之间，上入两筋之中，循臂上廉，入肘外廉，上臑外前廉，上肩，出髃骨之前廉，上出于柱骨之会上①，下入缺盆，络肺，下膈，属大肠。

其支者，从缺盆上头②，贯颊，入下齿中，还出挟口，交人中，左之右，右之左，上挟鼻孔。

足阳明胃

胃足阳明之脉，起于鼻之交頞③中，旁约太阳之脉，下循鼻外，上入④齿中，还出挟口，环唇，下交承浆，却循颐后下廉，出大迎，循颊车，上耳前，过客主人⑤，循发际，至额颅。

其支者，从大迎前下人迎，循喉咙，入缺盆，下膈属胃，络脾。

其直者，从缺盆下乳内廉，下挟脐，入气街⑥中。

其支者，起于胃口，下循腹里，下至气街中而合，以下髀关，抵伏兔，下膝膑中，下循胫外廉，下足跗，入中指内间。

其支者，下廉三寸而别，下入中指外间。

其支者，别跗上，入大指间，出其端。

---

① 柱骨之会上：《类经·十二经脉》："肩背之上，颈项之根，为天柱骨。六阳皆会于督脉之大椎，是为会上。"即大椎穴。又《太素·经脉第一》杨上善注："柱骨，谓缺盆骨。"《素问·气府论》："柱骨之会各一。"王冰注"谓天鼎二穴也"，即天鼎穴。

② 头：《灵枢·经脉》作"颈"。

③ 頞（è 遏）：鼻梁。

④ 上入：《灵枢·经脉》作"入上"。

⑤ 客主人：上关穴别名，位于耳前，当颧弓上缘凹陷处。

⑥ 气街：此指气冲部，即腹股沟股动脉搏动处。

足太阴脾

脾足太阴之脉，起于大指之端，循指内侧白肉际，过核骨①后，上内踝前廉，上踹②内，循胫骨后，交出厥阴之前，上膝股内前廉，入腹，属脾，络胃，上膈，挟咽，连舌本，散舌下。

其支者，复从胃，别上膈，注心中。

手少阴心

心手少阴之脉，起于心中，出属心系③，下膈，络小肠。

其支者，从心系，上挟咽，系目系④。

其直者，复从心系，却上肺，下出腋下，下循臑内后廉，行太阴、心主之后，下肘内，循臂内后廉，抵掌后锐骨之端，入掌内后廉，循小指之内，出其端。

手太阳小肠

小肠手太阳之脉，起于小指之端，循手外侧上腕，出踝⑤中，直上循臂骨下廉，出肘内侧两筋⑥之间，上循臑外后廉，出肩解⑦，绕肩胛，交肩上，入缺盆，络心，循咽，下膈，抵胃，属小肠。

---

① 核骨：第一跖趾关节内侧圆形突起。
② 踹：同"腨"，小腿腓肠肌部。
③ 心系：心与各脏器相联系的组织。
④ 目系：眼球后方与脑相连系的组织。
⑤ 踝：此处指桡骨茎突，亦名锐骨。
⑥ 筋：《灵枢·经脉》或作"骨"。两骨本义为尺、桡骨，此处指尺骨鹰嘴和肱骨内上髁两高骨。
⑦ 肩解：《十四经发挥·卷中》："脊上两骨为肩解。"《类经·经络类》："肩后骨缝曰肩解，即肩贞穴也"。

其支者，从缺盆循颈，上颊，至目锐眦，却入耳中。

其支者，别颊上颐①抵鼻，至目内眦，斜络于颧。

足太阳膀胱

膀胱足太阳之脉，起于目内眦，上额，交巅。

其支者，从巅至耳上角。

其直者，从巅入络脑，还出别下项，循肩膊内，挟脊，抵腰中，入循膂②，络肾，属膀胱。

其支者，从腰中，下挟脊，贯臀，入腘中。

其支者，从膊内左右别下贯胛，挟脊内，过髀枢，循髀外从③后廉，下合腘中，以下贯腨内，出外踝之后，循京骨，至小指外侧。

足少阴肾

肾足少阴之脉，起于小指之下，斜趋足心，出于然谷之下，循内踝之后，别入跟中，以上腨内，出腘内廉，上股内后廉，贯脊，属肾，络膀胱。

其直者，从肾上贯肝膈，入肚④中，循喉咙，挟舌本。

其支者，从肺出，络心，注胸中。

手厥阴心包

心主手厥阴心包络之脉，起于胸中，出属心包络，下膈，历络三焦。

其支者，从胸中出胁，下腋三寸，上抵腋下，从臑内，行

---

① 颐（zhuō 桌）：眼眶下方颧骨与上颌骨部位。
② 膂（lǚ 旅）：背部夹脊两旁的肌肉。
③ 从：《灵枢·经脉》无此字。
④ 肚：《灵枢·经脉》作"肺"。

太阴、少阴之间，入肘中，下臂，行两筋①之间，入掌中，循中指，出其端。

其支者，别掌中，循小指次指，出其端。

手少阳三焦

三焦手少阳之脉，起于小指次指之端，上出两指之间，循手表腕，出臂外两骨之间，上贯肘，循臑外上肩，而交出足少阳之后，入缺盆，布膻中，散络心包，下膈，循②属三焦。

其支者，从膻中，上出缺盆，上项，系耳后，直上出耳上角，以屈下颊，至𬓑。

其支者，从耳后入耳中，出走耳前，过客主人前，交颊，至目锐眦。

足少阳胆

胆足少阳之脉，起于目锐眦，上抵头角，下耳后，循颈，行手少阳之前，至肩上，却交出手少阳之后，入缺盆。

其支者，从耳后入耳中，出走耳前，至目锐眦后。

其支者，别锐眦，下大迎，合于手少阳，抵于𬓑，下加颊车，下颈，合缺盆，以下胸中，贯膈，络肝，属胆，循胁里，出气街，绕毛际③，入髀厌中④。

其直者，从缺盆下腋，循胸，过季胁，下合髀厌中，以下

---

① 两筋：此处指手腕部位的桡侧腕曲肌腱和掌长肌腱。
② 循：《灵枢·经脉》作"遍"。
③ 毛际：前阴上耻骨阴毛处。
④ 入髀厌中：《灵枢·经脉》作"横入髀厌中"。髀厌，即髀枢。

循髀阳①，出膝外廉，下外辅骨②之前，直下抵绝骨③之端，下出外踝之前，循足跗上，入小指次指之间。

其支者，别跗上，入大指之间，循大指歧骨内，出其端，还贯爪甲，出三毛④。

足厥阴肝

肝足厥阴之脉，起于大指丛毛之际，上循足跗上廉，去内踝一寸，上踝八寸，交出太阴之后，上腘内廉，循股阴，入毛中，过⑤阴器，抵小腹，挟胃，属肝，络胆，上贯膈，布胁肋，循喉咙之后，上入颃颡⑥，连目系，上出额，与督脉会于巅。

其支者，从目系，下颊里，环唇内。

其支者，复从肝，别贯膈，上注肺。

奇经八脉循行经络

任脉

《素问·骨空论》曰：任脉者，起于中极之下，以上毛际，循腹里，上关元，至咽喉，上颐，循面，入目。《灵枢·五音五味》篇曰：冲脉、任脉皆起于胞中，上循背里，为经络之海。其浮而外者，循腹⑦上行，会于咽喉，别而络口唇。

---

① 髀阳：大腿外侧部位。
② 外辅骨：即腓骨。
③ 绝骨：外踝上腓骨下段凹处。
④ 三毛：足大趾爪甲后二节间有短毛处，又称丛毛。
⑤ 过：《灵枢·经脉》作"环"。
⑥ 颃颡（hángsǎng 航嗓）：同"吭嗓"，此指喉头和鼻咽部。
⑦ 循腹：《灵枢·五音五味》作"循腹右"。

督脉

《素问·骨空论》曰：督脉者，起于少腹以下骨中央，女子入系廷孔①，其孔，溺孔之端也。其络，循阴器，合篡②间，绕篡后，别绕臀，至少阴与巨阳中络者合，少阴上股内后廉，贯脊，属肾，与太阳起于目内眦，上额，交巅上，入络脑，还出别下项，循肩膊内，侠脊抵腰中，入循膂，络肾。其男子循茎下至篡，与女子等。其少腹直上者，贯脐中央，上贯心，入喉，上颐，环唇，上系两目之下中央。

冲脉

《素问·骨空论》曰：冲脉者，起于气街，并于少阴之经，侠脐上行，至胸中而散。《灵枢·卫气》篇曰：请言气街。胸气有街，腹气有街，头气有街，胫气有街。故气在头者，止于脑③；气在胸者，止之膺与背腧；气在腹者，止之背腧与冲脉在脐之左右④之动脉者；气在胫者，止之于气街与承山、踝上⑤。

带脉

《灵枢·经别⑥》篇曰：足少阴上至腘中⑦，别走太阳而合，上至肾，当十四椎，出属带脉。《二十八难》曰：带脉者，起于季胁，回身一周。

---

① 廷孔：指阴道口。
② 篡（cuàn 窜）：指会阴部。
③ 止于脑：《灵枢·卫气》作"止之于脑"。
④ 在脐之左右：《灵枢·卫气》作"于脐左右"。
⑤ 踝上：《灵枢·卫气》作"踝上以下"。
⑥ 经别：原作"经脉别"，据《灵枢》改。
⑦ 足少阴上至腘中：《灵枢·经别》作"足少阴之正，至腘中"。

阳蹻脉

《灵枢·脉度》篇曰：蹻脉者，少阴之别，起于然谷①之后，上内踝之上，直上循阴股，入阴，上循胸里，入缺盆，上出人迎之前，入頄②，属目内眦，合于太阳，蹻③而上行。气并相还，则为濡目，目气不荣④，则目不合。《二十八难》曰：阳蹻脉者，起于跟中，循外踝上行，入风池。

阴蹻脉

《难经》曰：阴蹻脉者，亦起于跟中。由少阴别脉然谷之穴，上行内踝，循阴股，入胸腹，上至咽喉、睛明穴，亦会于太阳也。

阳维脉

《二十八难》曰：阳维、阴维者，维络于身，溢蓄不能环流灌溢⑤诸经者也。故阳维起于诸阳之会，阴维起于诸阴之交也。

阴维脉

阴维起于足少阴，经内踝上行筑宾之穴，循腹至乳，上结喉，至廉泉穴，维络诸阴，会于任脉也。

周身经络部位歌⑥

脉络周身十四经，六经表里督和任。

---

① 然谷：《灵枢·脉度》作"然骨"。
② 頄（qiú 求）：目下曰頄，即颧也。
③ 蹻：《灵枢·脉度》作"阳蹻"。
④ 目气不荣：《灵枢·脉度》作"气不荣"。
⑤ 溢：《难经·二十八难》作"溉"。
⑥ 周身经络部位歌：此节语见《类经图翼·经络》。

阴阳手足经皆六，督总诸阳任总阴。

诸阳行外阴行里，四肢腹背皆如此。

督由脊骨过龈交，脐腹中行任脉是。

足太阳经小指藏，从跟入腘会尻旁；

上行夹脊行分四，前系睛明脉最长。

少阳四指端前起，外踝阳关环跳里；

从胁贯肩行曲鬓，耳前耳后连眦尾。

大指次指足阳明，三里天枢贯乳行；

腹第三行通上齿，环唇侠鼻目颧迎。

足有三阴行内廉，厥中少后太交前。

肾出足心从内踝，侠任胸腹上廉泉。

太厥两阴皆足拇，内侧外侧非相联。

大阴内侧冲门去，腹四行兮挨次编。

厥阴毛际循阴器，斜络期门乳肋间。

手外三阳谁在上，阳明食指肩髃向；

颊中钻入下牙床，相逢鼻孔迎香旁。

三焦名指阳明后，贴身①周回眉竹凑。

太阳小指下行低，肩后盘旋耳颧遘②。

还有三阴行臂内，太阴大指肩前配。

厥从中指腋连胸，极泉小内心经位。

手足三阳俱上头，三阴穴止乳胸游；

惟有厥阴由颡后，上巅会督下任流。

经脉从来皆直行，络从本部络他经。

---

① 身：《类经图翼·经络》作"耳"。

② 遘（gòu 够）：同"构"，构成。

经凡十四络十六，请君次第记分明。

十五别络歌

手太阴别为列缺，手少阴别即通里，
手厥阴别为内关，手太阳别支正是，
手阳明别偏历当，手少阳别外关取，
足太阳别号飞扬①，足少阳别光明起，
足阳明别曰丰隆，足太阴别公孙止，
足少阴别大钟名，足厥阴别蠡沟纪，
阳督之别号长强，阴任之别为尾翳②，
脾之大络为大包，十五络穴全在此，
《内经》平人气象篇，更有胃络名虚里。

五脏六腑井荥输经合原穴

井、荥、输、经、合、原者，各经穴名也。手足阳经有原穴，手足阴经无原穴，阴之输穴即阴之原穴也。

所出为井

肺井少商，脾井隐白，心井少冲，肾井涌泉，心包井中冲，肝井大敦，大肠井商阳，胃井厉兑，小肠井少泽，膀胱井至阴，三焦井关冲，胆井窍阴。

所溜③为荥

肺荥鱼际，脾荥大都，心荥少府，肾荥然谷，心包荥劳宫，

---

① 飞扬：原作"飞阳"。
② 尾翳：即鸠尾穴。原作"屏翳"（会阴穴之别名），据实改。
③ 溜：原作"流"，据《灵枢·九针十二原》改。

肝荥行间，大肠荥二间，胃荥内庭，小肠荥前谷，膀胱荥通谷，三焦荥液门，胆荥侠溪。

所注为输

肺输太渊，脾输太白，心输神门，肾输太溪，心包输大陵，肝输太冲，大肠输三间，胃输陷谷，小肠输后溪，膀胱输束骨，三焦输中渚，胆输临泣。

所行为经

肺经经渠，脾经商丘，心经灵道，肾经复溜，心包经间使，肝经中封，大肠经阳溪，胃经解溪，小肠经阳谷，膀胱经昆仑，三焦经支沟，胆经阳辅。

所入为合

肺合尺泽，脾合阴陵泉，心合少海，肾合阴谷，心包合曲泽，肝合曲泉，大肠合曲池，胃合三里，小肠合小海，膀胱合委中，三焦合天井，胆合阳陵。

所过为原

大肠原合谷，胃原冲阳，小肠原腕骨，膀胱原京骨，三焦原阳池，胆原丘墟。

周身骨度尺寸今法①

《灵枢经》骨度篇文所论长短，皆古数也。今按头部折法：以前发际至后发际，折为一尺二寸。如发际不明则取眉心直上，后至大杼骨②，折为一尺八寸。此为直寸。横寸法，以眼内角

---

① 周身骨度尺寸今法：此节语本《类经图翼·经络》。
② 大杼骨：约当大椎穴处。

至外角，此为一寸。头部横直寸法并依此。督脉神庭至太阳曲差穴，曲差至少阳本神穴，本神至阳明头维穴，各开一寸半，自神庭至头维各开四寸半。

　　胸腹折法，直寸以中行为主，自缺盆中天突穴起，至歧骨际上中庭穴止，折作八寸四分；自𩩲骬①上歧骨际，下至脐心，折作八寸；自脐心下至毛际曲骨穴，折作五寸。横寸，以两乳相去折作八寸。胸腹横直寸法并依此。

　　背部折法，自大椎至尾骶，通折三尺。上七节各长一寸四分一厘，共九寸八分七厘；中七节各一寸六分一厘，共一尺一寸二分七厘；第十四节与脐平；下七节各一寸二分六厘，共八寸八分二厘，通共二尺九寸九分六厘，不足四厘者，有余未尽也。脊骨内阔一寸，凡云第二行侠脊一寸半，三行侠脊三寸者，皆除脊一寸外，净以寸半、三寸论，故在二行当为二寸，在三行当为三寸半也。

　　侧部、四肢折量之法，总以前中指同身寸法为是。

周身名位经脉骨度②

　　头　头为诸阳之首，凡物独出之首，皆名曰头。

　　脑　脑者，头骨之髓也。足太阳膀胱脉络脑，足少阴肾属髓海。脑为髓海，髓海足，头轻多力，不足，脑转耳鸣，目眩，胫酸，怠卧。

　　巅　巅者，头顶也。足厥阴肝脉与督脉会于巅，足太阳膀

---

　　① 𩩲骬（héyú 合于）：胸骨剑突。骬原作"骭"（指胫骨），误。
　　② 周身名位经脉骨度：此节语本《类经图翼·经络》《医宗金鉴·刺灸心法要诀》等篇，有删补。

胱脉交巅，足少阳胆脉亦交巅。巅顶之首①，俗名天灵盖。

囟 囟者，巅前之头骨也。小儿初生未合，名曰囟门，已合，名曰囟骨，即天灵盖后②之骨。

头角 额两旁棱处之骨也。足少阳胆筋脉皆上头角。

额颅 额前发际之下，两眉之上，名曰额，一曰颡。足阳明胃脉至额颅，手阳明大肠筋上额左角，手少阳三焦筋结额上角，足太阳膀胱筋上额。

发 足少阴肾主发，又为血之余。

面 凡前曰面，凡后曰背。五脏之精气皆上熏于面，故面白应肺，脱气、脱血、脱津液，面皆白。面赤应心，面黄应脾，面青应肝，面黑应肾，故黑者阴气，阳去面为之黑。颧骨之下迎香穴之外为面中央，应手阳明大肠。两颧之内面王③之上应手太④阳小肠，小肠脉循颊上䪼，斜络于颧。小肠气血盛，面多肉而平，气血少，面瘦色恶。

颜 颜者，眉目间名也。眉心曰阙上，应咽喉。

眉 属肝。肝脉从目系上额，肝胆相表里，足少阳风热与痰，则眉棱骨痛，此症多伤目，至两耳出脓则危。又应膀胱，足太阳血气盛，眉佳，有毫毛。

目 目者，司视之窍也。肝窍在目，故论目必首肝。

睛窠 眼珠也。脏腑精气皆上注目而为睛，血之精为目窠之总络。

瞳神 骨之精为瞳神，属肾。肾水亏，不能养肝，英华不

---

① 首：《医宗金鉴·刺灸心法要诀》作"骨"。
② 后：《医宗金鉴·刺灸心法要诀》作"后合"。
③ 面王：人体部位名，即鼻尖。另为素髎穴别名。
④ 太：原误作"少"，据实改。

敛，瞳神散大无光。

黑珠 即瞳外黑轮，属肝，为筋之精。内连目系，目内廉深处为目系，肝火上冲，两轮红痛。

白珠 气之精为白眼，黑轮外四围白处皆属肺。肺火上腾，白有红筋。

两眦 外决面者为锐眦，内近鼻者为内眦，皆属心。小肠、三焦筋脉俱至目锐眦，胆脉起目锐眦，筋亦结目锐眦。小肠支脉至目内眦出，膀胱脉起目内眦。

眼皮 上下皆属脾，肌肉之精，主约束。胃细筋散于目下为目下纲，膀胱细筋为目上纲。目纲即上下目胞之两睑边，又名曰睫，司目之开阖也。

睫毛 属脾。脾胃气虚，目紧皮缩，眼楞急小。睫毛倒入眼中，谓之倒睫拳毛。

目泪 泪为肝液。风行水流，肝风动则泪出。又肝热多泪，如烧竹沥，遇火沥出。迎风出泪，风火合也。悲哀动中，心气与肝气相迫，致泪。

目眵 眵属肺气结硬。

目眶骨 目眶者，目窠四围之骨也，上曰眉棱骨，下即𫗧骨，𫗧骨之外即颧骨。

𫗧 目下之眶骨，颧骨内，下连上牙床者也。

頞 頞者，鼻梁，即山根也。

鼻 鼻者，司臭之窍也。

山根① 足阳明脉交山根，山根曰下极，应心。

鼻柱 在山根下。相家曰年寿，应肝，年寿左右应胆。

---

① 山根：指两眼之间，鼻梁的起点。也可指鼻梁。

面王 在鼻柱下。相家曰准头，亦曰明堂，属土，应脾。明堂两旁为方上，在迎香上，曰鼻隧①，相家曰兰台、廷尉，应胃，胃脉起鼻两旁，筋亦结鼻旁，即此。

鼻孔 大肠脉挟鼻孔，小肠脉抵鼻，膀胱筋结鼻下两旁。

颧 颧为骨本，两颧发赤主肾败。膀胱、胆、大肠筋皆结颧，胃筋合颧，小肠经颧髎穴在頄下锐骨端陷中。

人中 下应膀胱、子宫。平浅无髭，多无子。大肠脉交人中，督脉水沟穴在人中。

頄 頍内鼻旁间，近生门牙之骨也。

𬵼② 俗呼为腮，口旁颊前肉之空软处也。

耳 司听之窍也。肾气通耳，肾元足则耳聪，有病当于肾脉推之。

蔽 耳门也。

耳郭 耳轮也。胃脉上耳前，筋结耳前，胆脉、三焦脉俱走耳前，筋从耳前属目；小肠、膀胱筋俱结耳后完骨，胃脉之支、胆脉、三焦脉俱过耳后。

颊 耳前颧侧面两旁之称也。大肠筋脉俱上颊，小肠脉上颊，胃筋循颊而上，胆筋脉俱过颊，肝脉下颊，三焦当曲颊，脉亦交颊，胃颊车穴在耳下分。

曲颊 颊之骨也，曲如环形，受颊车骨尾之钩者也。

颊车 下牙床骨也。总载诸齿，能咀食物，故名颊车。

口 司言，食之窍也，属脾。胃、大肠脉交口，毕竟脾为

---

① 在迎香上，曰鼻隧：明堂两旁为鼻翼，言其"在迎香上"似不妥。鼻隧指鼻前孔到鼻后孔整个鼻道，故此处作"鼻翼"较合，相术中以左鼻翼为兰台，右鼻翼为廷尉。

② 𬵼（kǎn 坎）：指腮部。

主，盖味入口，藏于胃，脾乃运化精液以养五脏，故五脏之气皆统于脾，五脏偏盛皆验于口。

唇 口端也，肝、脾、胃三经所主。热则红甚，寒则淡红，实则红活，虚则黄白。脾燥唇干，脾热唇裂，肝风唇瞤动不止，脾寒唇青或揭，七情动火伤血，或心火传脾，或厚味积伤脾，唇肿白，皮皱裂如蚕茧，或唇下肿如黑枣。

吻 口之四周也。口上有髭，大肠主之。

颐 口角后，颧之下也。颐上有须，胆主之。

颏 口之下，唇至末之处，俗名下把壳。颏上有髯，胃主之。

颔 颏下，结喉上，两侧肉之空软处也。小肠筋结颔，胆筋脉俱过颔。

齿 口龈所生之骨也。内床曰齿，外板曰牙。牙齿，肾之标，齿病宜归肾。而治齿先分病在牙床，病在牙齿。上床属胃，喜寒恶热，下床属大肠，喜热恶寒。床病治齿，齿病治床，诸不应。

舌 舌为心苗，司味之窍也。脾、肾、膀胱、三焦筋脉所系。

舌本 舌之根也。

颃颡 口内之上二孔，司分气之窍也。

悬壅垂 张口视喉，上似乳头之小舌，俗名碓嘴①。

喉 通声息之路也。在咽前，通肺，主出气，故曰肺系，又曰喉气通天。肺热甚，喉哑。胃、肾二脉循喉。

咽 饮食之路也，在喉后，通胃，主纳食。胃口在膈膜下，

① 碓（duì 对）嘴：舂米用的杵。悬壅垂形状与其略似，故名。

咽至胃长一尺六寸，通谓之咽门。咽门下有膈膜，咽气通地。心、脾二脉挟咽，令咽干；肝脉循喉后，令咽干。

喉咙 肺之系也。

嗌 胃之系也。咽之低处曰嗌。小肠脉循咽，令嗌痛；三焦脉由喉，令嗌肿。

会厌 覆喉管之上窍，似皮似膜，上司开合，为声音之户。食下咽不掩则错，凡舌抵上腭则会厌能掩喉，喉、咽、嗌、会厌四者缺一，则饮食废而死。

结喉 喉之管头也。其人瘦者，多外见颈前；肥人则隐于肉内，多不见也。

上横骨 在喉前宛宛中，天突穴之外小湾，横骨旁接拄骨之骨。

拄骨 膺上缺盆之外，俗名锁子骨，内接横骨，外接肩解。

肩解 肩端之骨节解处也。

髃骨 肩端之骨也，即肩胛骨头臼之上棱骨也。其臼接臑骨上端，俗曰肩头，其外曲卷翅骨，肩后之棱骨也，其下棱骨在背肉内。

肩胛 即髃骨之末成片骨也，亦名肩膊，俗名锨板子骨。大小肠、三焦筋脉俱至肩，胆脉至肩上，肩井穴属胆，膀胱筋、肺筋皆结肩髃。

臂 上身两大支之通称也，一名曰肱，俗名胳膊。胳膊中节上下骨交接处，名曰肘，肘上之骨曰臑骨，肘下之骨曰臂骨。臂有正辅二骨，辅骨在上，短细偏外，正骨居下，长大偏内，俱下接腕骨也。

腕 臂掌骨接交处，以其宛屈故名也。当外侧之骨名曰高骨，一名锐骨，亦名踝骨。

鱼　在掌外侧之上，大指节后，肥鱼陇起处，其形如鱼，故谓之鱼。

手　手者，上体所以持物也。掌中为手心，手之表为手背。

掌骨　手众指之本也，掌之众骨名壅骨，合凑成掌，非块然一骨也。

手大指　属肺。肺脉自腋入臑，至大指出其端。肺筋即起于大指端少商穴之次，穴在大指内侧，去爪甲如韭叶；循手掌直上，大指本节后，有鱼际穴，为肺荥；掌后横纹头，有太渊穴，为肺输；太渊后有经渠穴，为肺经；手腕后一寸五分，有列缺穴，为肺络；臂腕曲中有尺泽穴，为肺合；循内侧上臑入腋，其散筋复自腋上肩，结于肩端骨罅中。

食指　属大肠。大肠筋脉皆起于食指端商阳穴之次，穴去爪甲如韭叶，为大肠井；溜于本节前内侧，名二间穴，为大肠荥；注于本节后三间穴，为大肠输；过于合谷穴，为大肠原；上侧腕中有阳溪穴，为大肠经；腕后三寸有偏历穴，为大肠络；肘曲纹头尽处有曲池穴，为大肠合；由是历三里、肘髎、五里三穴，直上，结于肩之前髃。

中指　属包络。包络之脉自腋循臑入肘臂，至中指出其端，其筋即起于中指内廉之末中冲穴之次，穴去爪甲如韭叶，为心之井。心为天君，其井输等俱在包络，屈中指、无名指两者之间取劳宫穴，为心荥；掌后两筋之间有大陵穴，为心输；去腕二寸两筋间有内关穴，为心主之络；去腕三寸有间使穴，为心经；上至肘曲中央陷中，有曲泽穴，为心合；上循天泉穴之次，结腋下。

无名指　属三焦。三焦筋脉俱起无名指外廉关冲穴之次，穴去爪甲如韭叶，为三焦井；溜于小指次指本节陷中，名液门穴,为三焦荥;注于腋下一寸,名中渚穴,为三焦输;结于手腕中之阳池穴,为三焦原;直上腕后二寸,名外关穴,为三焦络;腕后三寸,名支沟穴,为三焦经;结于肘外大骨陷中,名天井穴,为三焦合;上臑至肩髎穴。包络脉之支,别掌中,循无名指,出其端。

小指 内侧属心,外侧属小肠。心脉循臑下肘,出小指之端。心筋起小指之端内侧少冲穴之次,穴去爪甲如韭叶;直上入掌内后廉,历神门穴,在掌后锐骨中;又历通里穴,为心络,在腕后一寸陷中;又历少海穴,在肘后大骨外去肘端五分,屈肘向头得之;又历极泉穴,在臂内腋下筋间。小肠筋脉俱起小指外侧少泽穴之次,穴去爪甲一分,为小肠井;溜于小指外侧本节前陷中,名前谷穴,为小肠荥;注于小指外侧本节后,名后溪穴,为小肠输;直上至于腕起骨陷中,有腕骨穴,为小肠原;踝下有阳谷穴,为小肠经;腕后五寸有支正穴,为小肠络;肘下锐骨之后有小海穴,为小肠合;从是上臑,历肩解、肩胛,交肩上。

爪甲 指之甲也,足趾同。肝主筋,爪者筋之余。

岐骨 凡骨之两叉者,皆名歧骨,手足同。

肺 喉下为肺,喉在咽前,主出气,喉系坚空,连接肺管,呼吸出入,下通心肝之窍。《经》云:肺者,相傅之官,治节出焉。其形四垂,附着于脊之第三椎,中有二十四空行列分布,以行诸脏之气,为脏之长,为心之盖。又曰:是经常多气少血。《难经》曰:肺重三斤三两,六叶两耳,凡八叶,主藏魂①。

---

① 魂:《难经·四十二难》作"魄"。

《中藏经》① 曰：肺为生气之原，乃五脏之华盖。张介宾曰：肺叶白莹，谓为华盖，以覆诸脏，虚如蜂窠，下无透窍，吸之则满，呼之则虚，一呼一吸，消息自然，司清浊之运化，为人身之橐籥②。

膺 胸上两旁高处曰膺。胃脉到膺，胆脉系膺。

胸 结喉下曰缺盆，缺盆下曰胸，在膺之下。肺脉布胸中，肺、心筋结胸中，脾筋脉皆散胸中，肝脉上至胸，胆脉下胸中，肾脉入肺，注胸中，包络脉起胸中，筋散胸中。

心 心者，君主之官，神明出焉。又云：心居肺管之下，膈膜之上，附着脊之第五椎。其合脉也，其荣色也。开窍于耳，又曰开窍于舌。又曰：是经少血少③气。《难经》曰：心重十二两，有七孔三毛，盛精汁三合，主藏神。张介宾曰：心脏尖圆，形如莲蕊，其中有孔，多寡不同，以导引天真之气，下无透窍，上通乎舌，共有四系，以通四脏，心外有黄赤脂裹，是为心包络，心下有膈膜，与脊④周回相着，遮蔽浊气，使不得上熏心肺，所谓膻中也。

心包 位居心之四旁，以捧护心，即两乳之中膻中穴也。凡筋脉由胸下膈，自膈贯胸，如肺、心、脾、肝、胆、肾、心包络七经筋脉皆从此过，三焦脉亦布膻中。张介宾曰：心包一脏，《难经》言其无形。滑寿曰：心包，一名手心主，以藏象校之，在心下横膜之上，竖膜之下，其与横膜相粘，而黄脂裹者，

---

① 中藏经：古医著，曾假托华佗所作，故又名《华氏中藏经》，可能成书于北宋。

② 橐籥（tuóyuè 驼月）：古代鼓风吹火用的器具，此喻肺主气，司呼吸，调节气机的功能。

③ 少：《素问·血气形志篇》作"多"。

④ 脊：《类经图翼·经络》作"脊胁"。

心也。脂膜之外有细筋膜如丝，与心肺相连者，心包也。此说为是，凡言无形者非。《灵兰秘典论》有十二官，独少心包一官，而有"膻中者，臣使之官，喜乐出焉"二句，今考心包，藏居膈上，经始胸中，正值膻中之所，位居相火，代君行事，实臣使也，此一官，即此经之谓与？

髑骬 胸之众骨名也。

乳 膺上突起两肉，有头，妇人以乳儿者也。乳房属胃，乳头属肝。

鸠尾 即蔽心骨也，其质系脆骨，在胸之下，歧骨之间。

膈 胸下腹上之界，人心下有膈膜，前齐鸠尾，后齐十一椎，周围着脊，所以遮隔浊气，俗名罗膈。十二经脉，惟膀胱脉不贯膈，余皆能令膈痛。

肝 《经》云：肝者，将军之官，谋虑出焉。又云：肝居膈下，上着脊之九椎下，是经常多血少气。其合筋也，其荣爪也，主藏魂，开窍于目，其系上络心肺，下无窍。《难经》曰：肝重二斤四两，左三叶右四叶，凡七叶，肝之为脏，其治在左，其藏在右胁，右肾之前，并胃，着脊之第九椎。

胆 《经》云：胆者，中正之官，决断出焉。又云：是经多血少气①。又曰：凡十一脏，皆取决于胆也。《难经》曰：胆在肝之短叶间，重三两三铢，长三寸②，盛精汁三合。《中藏经》曰：胆者，清净之府③，号曰将军，主藏而不泻。胆寒不眠，胆热喜睡。

---

① 多血少气：《素问·血气形志》作"少血多气"。

② 长三寸：《难经·四十二难》无此三字。

③ 清净之府：《华氏中藏经》作"中正之府"，《类经图翼·经络》作"中清之府"。

脾　《经》云：脾胃者，仓廪之官，五味出焉。又云：谏议之官，知周出焉。又云：脾藏意。又云：形如刀镰，与胃同膜而附其上之左，俞当十二椎①下，闻声则动，动则磨胃而主运化。其合肉也，其荣唇也，开窍于口。又云：是经常多气少血。《难经》曰：脾重二斤三两，广扁②三寸，长五寸，有散膏半斤。主裹血，温五脏。《中藏经》曰：脾主消磨五谷，养于四旁。

胃　胃者，水谷之海，五脏六腑之大原，故胃气为一身之本。咽系柔空，下接胃，为饮食之路。咽至胃长一尺六寸，通曰咽门。胃大一尺五寸，径五寸，长二尺六寸，横屈，受水谷三斗五升，常留谷二斗、水一斗五升而满。又云：是经多气多血。《难经》曰：胃重二斤一两③。张介宾曰：胃之上口名曰贲门，饮食之精气从此上输于脾，肺宣布于诸脉，胃之下口，即小肠上口，名曰幽门。

三焦　《经》云：上焦如雾，中焦如沤，下焦如渎。又云：三焦者，决渎之官，水道出焉。又云：是经少血多气。《中藏经》云：三焦者，人之三元之气也，号曰中清之府，总领五脏、六腑、营卫、经络、内外、左右、上下之气也。三焦通则内外上下左右皆通也，其于周身灌体，和内调外，荣左养右，导上宣下，莫大于此也。

腹　膈之下曰腹，俗名曰肚。脐之下曰少腹，亦名小腹。

脐　人之初生胞蒂之处也。脐上五寸上脘穴分即上焦，脐

---

①　十二椎：《医宗金鉴·刺灸心法要诀》作"十一椎"。脾俞位置当在第11胸椎棘突下，脊中旁开1.5寸处。

②　广扁：《难经·四十二难》作"扁广"。

③　一两：《难经·四十二难》作"二两"。

上四寸为中脘，即中焦，肺脉起中焦在此，脐上二寸为下脘，即胃下口，属下焦，是为幽门，传入小肠。旧说分三部，正分此上、中、下三脘。今乃曰中脘痛属脾，当脐痛属肾，小腹痛属肝。肝脾是矣，当脐何以属肾？心、脾筋结脐，胃筋脉挟脐，当脐明属脾胃，若肾之筋脉从腰贯脊，并不及脐，脐痛治肾，舛谬误人。

肾　《经》云：肾者，作强之官，伎巧出焉。又云：肾附于脊之十四椎下，是经常少血多气。其合骨也，其荣发也，开窍于二阴。《难经》曰：肾有两枚，重一斤二两，主藏精与志①。《中藏经》曰：肾者，精神之舍，性命之根。张介宾云：肾有两枚，形如豇豆，相并而曲，附于脊之两旁，相去各一寸五分，外有黄脂包裹。各有带二条，上条系于心，下条趋脊下大骨，在脊骨之端如半手许，中有二穴，是肾带经过处，上行脊髓，至脑中，连于髓海。

命门　人身之中有命门，附脊骨，对脐。其右旁一小窍，乃三焦之气所自出，即先天无形之火，曰肾间动气。左旁一小窍，乃真阴水气所自出，亦无形，随相火而潜行周身，以荣四末。命门居中，各开一寸五分，分左右肾，两肾中间一点真阳，乃生身之根蒂，中有相火，代心君行事，故又曰小心。

小肠　《经》云：小肠者，受盛之官，化物出焉。又云：小肠后附于脊，前附于脐上，左回叠积十六曲，大二寸半，径八分分之少半，长三丈二尺。受谷二斗四升，水六升三合合之大半。又云：小肠上口在脐上二寸，近脊，水谷由此而入，复

---

① 肾有两枚……精与志：《难经·四十二难》作"肾有两枚，重一斤一两，主藏志。"

下一寸，外附于脐，为水分穴，当小肠下口，至是而泌别清浊，水液渗入膀胱，滓秽流入大肠。又云：是经多血少气。《难经》曰：小肠重三斤①十四两。

大肠 《经》云：大肠者，传道之官，变化出焉。又云：回肠当脐，左回十六曲，大四寸，径一寸半②，长二丈一尺，受谷一斗，水七升半。又云：广肠附脊，以受回肠，乃出滓秽之路，大八寸，径二寸半③，长二尺八寸，受谷九升三合八分合之一。是经多气少④血。《难经》曰：大肠重二斤十二两，肛门重十二两。张介宾曰：按回肠者，以其回叠也；广肠者，即回肠之更大者；直肠者，又广肠之末节，下连肛门也。

膀胱 《经》云：膀胱者，州都之官，津液藏焉，气化则能出矣。又云：膀胱，当十九椎，居肾之下，大肠之前，有下口，无上口。当脐上一寸水分穴处，为小肠下口，乃膀胱上际，水液由此别回肠，随气泌渗而入，其出入皆由气化，入气不化则水归大肠而为泄泻，出气不化则闭塞下窍而为癃肿。是经多血少气。《难经》曰：膀胱重九两二铢，纵广九寸，盛溺九升九合，口广二寸半。

宗筋 肝筋脉结阴器，络诸筋，脾胃筋聚阴器，肾筋结阴器。溺孔即前阴，督脉起处。

毛际 宗筋上，小腹下，横骨间，丛毛之际也。下横骨俗名盖骨，任脉由会阴上毛际；冲脉起于气街，即气冲；阳明经穴在毛际两旁，阳明血气盛，毛美而长，气血少则无毛；肝筋

① 三斤：《难经·四十二难》作"二斤"。
② 径一寸半：《灵枢·肠胃》作"径一寸寸之少半"。
③ 径二寸半：《灵枢·肠胃》作"径二寸寸之大半"。
④ 少：《素问·气血形志》作"多"。

脉入毛际，胆脉绕毛际。

睾丸 男子外肾，宗筋下，阴囊中两丸也。

篡 横骨之下，两股之前，相合共结之凹也。前后两阴之间，名下极穴，又名屏翳穴、会阴穴，即男女阴气之所也。

脑后骨 俗呼脑杓。

枕骨 脑后骨之下，陇起者是也，其骨或棱或平或长或圆不一。

完骨 耳后之棱骨，名曰完骨。在枕骨下两旁之棱骨也。

颈项 颈之茎也。又曰：颈者，茎之侧也；项者，茎之后也，俗名脖项。颈前有缺盆穴，属胃，在横骨上，左右各一，为十二经道路。大小肠、胃、胆、三焦脉俱入缺盆，肺、胃、胆、膀胱筋俱结缺盆。缺盆之中即任脉之天突穴，为颈前居中第一行脉；缺盆之上有人迎穴，喉间开一寸五分，属胃，即颈前第二行脉；人迎后一寸五分名扶突穴，属大肠，即颈中第三行脉；扶突穴后名天窗，属小肠，即颈中第四行脉；天窗后为胆脉，颈中无穴，乃第五行脉；足少阳后名天牖穴，属三焦，即颈中第六行脉；天牖后名天柱穴，属膀胱，为颈中第七行脉；颈之中央督脉也，穴名风府，自前中一行至此为第八行。

颈骨 头之茎骨，肩骨上际之骨，俗名天柱骨也。

项骨 头后茎骨之上，三节圆骨也。

背 后身，大椎以下，腰以上之通称也。

脊骨 脊膂骨也，俗名脊梁骨。督脉主脊，大肠脉挟脊，心脉与脊里细脉相连贯，脾筋着脊，肾筋脉贯脊。膀胱筋脉挟脊，分左右上项。其分左右也，从脊开一寸五分，为第二行，对第三椎曰肺俞，对第五椎曰心俞，对第七椎曰膈俞，对第九椎曰肝俞，对第十椎曰胆俞，对第十一椎曰脾俞，对第十二椎曰胃俞，对第十三椎曰三焦俞，对第十四椎曰肾俞，对第十六椎曰大肠俞，对第十八椎曰小肠俞，对第十九椎曰膀胱俞。从脊开三寸为第三行，魄门对肺俞，故肺藏魄，神堂对心俞，故心藏神，魂门对肝俞，故肝藏魂，意舍对脾俞，故脾藏意，志舍①对肾俞，故肾藏志，膏肓对第四椎。

膂 夹脊骨两旁肉也。膀胱脉、肾脉循膂。

腋 肩之下，胁之上际，俗名胳肢窝。肺筋脉入腋，心、小肠筋结腋，胆筋走腋，包络脉抵腋。

胁肋 胁者，腋下至肋骨尽处之统名也。曰肋者，胁之单条骨之谓也。总胁肋之总，又名曰胠②。肝、胆脉布胁，包络筋脉挟胁，脾筋结肋，肝脉布肋。

季胁 胁之下小肋骨也，俗名软肋。肺脉抵季胁，胆筋脉乘季胁。

䏚③，胁下无肋骨空软处也，胆脉乘䏚。

腰骨 即脊骨十四椎下，十五、十六椎间，尻上之骨也。其形中凹，上宽下窄，方圆二三寸许，两旁四孔，下接尻骨上际。肾脉入腰，膀胱脉抵腰。

胂④ 腰下两旁，髁⑤骨上之肉也。

臀 胂下尻旁大肉也。膀胱脉贯臀，筋结于臀。

尻 腰骨下十七椎至二十一椎，五节之骨也。上四节纹之旁，左右各四孔，骨形内凹如瓦，长四五寸许，上宽下窄，末

---

① 志舍：即"志室穴"。

② 胠（qū 驱）：腋下。

③ 䏚（miǎo 秒）：胁下腰部。

④ 胂（shèn 甚）：指腰下两旁胯骨上坚肉处。

⑤ 髁（kē 颗）：指大腿骨。原作"踝"，据《医宗金鉴·刺灸心法要诀》改。下文"尻"条同。

节更小如人参芦，名尾闾，一名骶端，一名橛骨，一名穷骨，在肛门后，其骨上外两旁形如马蹄，附着两髁骨上端，俗名胯骨。胆筋结于尻。

肛 大肠下口也。肛门接直肠，直肠接大肠，大肠与肺为表里，肺气充足方能传送。

下横骨、髁骨、楗骨① 下横骨在少腹下，其形如盖，故名盖骨。其骨左右两大孔，上两分出向后之骨，首如张扇，下寸许附着于尻骨之上，形如马蹄之处，名曰髁骨。下两分出向前之骨，末如楗柱在于臀内，名曰楗骨，与尻骨成鼎足之势，为坐之主骨也。妇人俗名交骨，其骨面名曰髋，侠髋之曰名曰机，又名髀枢，外接股之髀骨也，即环跳穴处，此一处五名也。

股 下体两大支之通称也，俗名大腿、小腿。中节上下交接处名曰膝，膝上之骨曰髀骨，股之大骨也；膝下之骨曰胻②骨，胫之大骨也。股肉属脾，筋属肝，骨属肾。

阴股 股之内侧曰阴股，脾、肝、肾筋脉俱循阴股。

髀骨 膝上之大骨也，上端如杵，接于髀枢，下端如锤，接于胻骨。

胻骨 俗名臁，胫骨也。其骨两根，在前者名成骨，又名骭③骨，形粗，膝外突出之骨也；在后者名辅骨，形细，膝内侧之小骨也。

伏兔 髀骨前，膝之上，起肉似伏兔，故名。

膝解 膝之节解也。膝属脾、肾、肝，凡人逸则痿软无力，劳则痛如针刺，脉洪数有力，皆肝肾阴虚火盛所致，痿软无力，

---

① 楗（jiàn 健）骨：指坐骨。楗：门上关插之木条。
② 胻（héng 恒）：足胫。
③ 骭（gàn 赣）：胫骨。

真病之形，作痛如锥，邪火之象。

膑骨　膝上盖骨也。

连骸　膝外侧二高骨也。

腘　膝后屈处，俗名腿凹。

腨　下腿肚也，一名腓肠，俗名小腿肚，属足太阳膀胱。

踝骨　踝者，胻骨之下，足跗之上两旁突出之高骨，在外为外踝，在内为内踝。

足　下体所以趋步也，俗名脚。

跗骨　足背也，一名足跌，俗称脚面。跗骨者，足趾本节之众骨也。

足心　即踵之中也。

跟骨　足后跟之骨也。

三毛　足大指爪甲后为三毛，毛后横纹为聚毛。

踵　足下面着于地之谓也，俗名脚底板。

足趾　趾者，足之指也。其数五，名为趾者，别于手也。大趾之本节后，内侧圆骨形突者，名核骨。

足大趾外侧属肝，内侧属脾。脾筋脉皆起于足大趾隐白穴，为脾井；溜于节后陷中大都穴，为脾荥；注于内侧核骨下太白穴，为脾输；循大趾本节后一寸公孙穴，为脾络；历内踝前三分陷中商丘穴，为脾经；由是循经①骨后，结于膝内辅骨陷中阴陵泉之次，为脾合；从此直上至阴股，结于髀箕门穴之次，臀下曰髀。

肝筋脉皆起于足大趾外侧丛毛之际大敦穴，为肝井；溜于大趾缝中行间穴，为肝荥；行跗上，注于本节后二寸动脉中太

---

① 经：当为"胫"。

冲穴，为肝输；结于内踝前一寸中封穴之次，为肝经；循踝上五寸蠡沟穴，为肝络；直上内辅骨下横纹尽处曲泉穴，为肝合；上阴股五里、阴廉之次。

旧说足中趾属胃，胃筋起于中趾内侧厉兑穴，为胃井；溜于次趾外侧陷中内庭穴，为胃荣；注于内庭后二寸陷谷穴，为胃输；过于跗上，去内庭五寸冲阳穴，为胃原。故胃病足跗肿痛，足中趾不用。自足跗直上，循足胫，历腕上，系草鞋处解溪穴，为胃经；又历外踝上八寸丰隆穴，为胃络；结于膝下三寸三里穴，为胃合；上膝，循伏兔，结于髀，髀前膝上起肉处为伏兔，后为髀关，其脉自伏兔直下，抵足跗，入中趾内间。其支者别跗上，入大趾间，出其端。

按：足阳明是足大趾之次趾，不是中趾，必传写之误。胃脉起于鼻之交頞中，下行至陷谷，陷谷穴在足大趾次趾间，本节后陷中。内庭穴在足大趾次趾外间陷中，厉兑穴在足大趾次趾之端，去爪甲如韭叶。三穴明是次趾，与中趾不属，以是知中字之误。然则，中趾何属？经云：其支者，下膝三寸而别，以下入中趾外间。此支自膝下三寸，循三里穴之外，别行而下，入中趾外间，与前之内庭、厉兑合，是中趾亦属胃也。

足四趾属胆，胆筋起足四趾外端窍阴穴之次，为胆井；趾歧骨间有侠溪穴，为胆荣；侠溪上寸半有临泣穴，为胆输；侠溪上四寸五分有丘墟穴，为胆原；外踝上四寸阳辅穴，为胆经；外踝上五寸光明穴，为胆络；循胫至膝外廉，下膝一寸阳陵泉穴，为胆合；从是上走髀，分为两歧，前者结伏兔，后者结于尻，直者上季胁。其脉自髀阳直下，出膝外廉，循胫，抵外踝，至足跗，入第四趾之间。其支者，别跗上，入大趾，贯爪甲后三毛。故足少阳血气盛，胫毛长，外踝肥；血气少，胫无毛，外踝瘦，病则膝胫外踝及大节诸节皆痛。

　　足小趾趾下属肾，外侧属膀胱。肾筋脉俱起小趾之下，斜趋足心涌泉穴，为肾井；又侧趋内侧内踝前一寸大骨下，有然谷穴，为肾荥；结于跟踵，踵即跟之突出者，跟即踵上硬筋处，陷中有太溪穴，为肾输；自跟别至跟后，踵中大骨上两筋间，有大钟穴，为肾络；踝上二寸复溜穴，为肾经；上腨，出腘内廉，结于内辅骨下阴谷穴之次，为肾合。从是并太阴之筋，上循阴股。膀胱筋起小趾外侧，去爪甲一分至阴穴之次，为膀胱井；历本节之前陷中，有通谷穴，为膀胱荥；本节之后陷中，有束骨穴，为膀胱输；外侧大骨之下有京骨穴，为膀胱原；外踝后骨跟上有昆仑穴，为膀胱经；循跟直上，至外踝上七寸有飞扬穴，为膀胱络；贯腨结于腘，腘即委中，在膝脘内约纹中，为膀胱合。由腘直上，结于臀。其脉从腰抵腘，出小趾外侧。故膀胱病，腘似结，腨如裂，足小趾不能举用。

卷之二

十二经脉起止①

经始太阴而厥阴最后，穴先中府而终则期门。原夫肺脉，胸中始生。出腋下而行于少商，络食指而接手阳明。大肠起自商阳，终迎香于鼻外。胃历承泣而降，寻厉兑于足经。脾自足之隐白，趋大包于腋下。心由极泉而出，注小指之少冲。小肠兮，起端于少泽，维肩后，上络乎听宫。膀胱穴自睛明，出至阴于足外。肾以涌泉发脉，通俞府于前胸。心包起乳后之天池，络中冲于手中指。三焦始名指之外侧，从关冲而丝竹空。胆从瞳子髎穴，连窍阴于足之四趾。肝因大敦而上，至期门而复归太阴以终。

肺经穴歌②

手太阴经十一穴，中府云门天府列，

侠白尺泽孔最存，列缺经渠太渊涉，

鱼际直出大指端，内侧少商如韭叶。

---

① 十二经脉起止：本节语见《类经图翼·经络》"十二经脉起止歌"。

② 肺经穴歌：本卷十二经穴歌及任、督二脉穴歌皆出于《类经图翼·经络》。

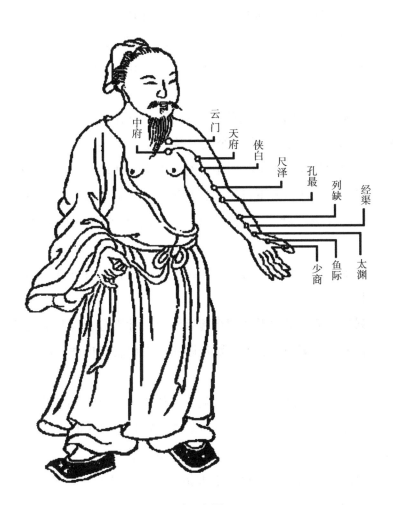

中府　云门　天府　侠白　尺泽　孔最　列缺　经渠　太渊　鱼际　少商

肺经穴图

肺经十一穴分寸①

中府　穴在任脉中行华盖穴旁，直开去六寸，乳上三肋间陷中，动脉应手，仰而取之。灸三壮、五壮。

云门　穴在手阳明大肠经巨骨之下，夹气户旁二寸，去中行六寸陷中，动脉应手，举臂取之。灸五壮。《千金》云：灸五十壮。

天府　从云门穴下循臑内，腋下三寸动脉陷中，以鼻尖点脉②取之。此穴禁灸，灸之令人气逆。

侠白　从天府穴下行肘中，约纹上去五寸动脉中。灸五壮。

尺泽　从侠白穴下行肘中，约纹上，屈肘横纹，筋骨罅中，动脉应手。灸三壮、五壮。甄权云：臂屈伸横纹间筋骨罅中，不宜灸。

孔最　从尺泽穴下行腕前，约纹上七寸，上骨下骨间陷中。灸五壮。

列缺　从孔最穴循外侧行腕后侧上一寸五分，以两手交叉，当食指末筋骨罅中，从腕后别走阳明，直出食指内廉，出其端。灸三壮。

经渠　从列缺穴循行寸口陷中。禁灸，灸则伤人神明。

太渊　从经渠穴内循手掌后陷中。每日平旦寅时脉从此始，故《一难》曰：寸口者，脉之大会。灸三壮。

鱼际　从太渊穴上鱼，手大指本节后内侧陷中，散脉中白肉际。灸三壮。

---

①　肺经十一穴分寸：本卷诸经穴分寸皆本于《类经图翼·经络》和《医宗金鉴·刺灸心法要诀》。

②　脉：《医宗金鉴·刺灸心法要诀》作"墨"，盖以墨取迹定位。

少商 从鱼际穴循行手大指内侧之端，去爪甲角如韭叶许，白肉际宛宛中。不宜灸，《甲乙经》云：灸一壮。

大肠经穴歌

手阳明穴起商阳，二间三间合谷藏，

阳溪偏历历温溜，下廉上廉三里长，

曲池肘髎越五里，臂臑肩髃巨骨起，

天鼎扶突接禾髎，终以迎香二十止。

大肠经二十穴分寸

商阳—名绝阳 穴在手食指内侧端后，去爪甲如韭叶许。灸三壮。

二间—名间谷 从商阳循食指本节前内侧陷中。灸三壮。

三间—名少谷 从二间循食指本节后内侧陷中。灸三壮。

合谷—名虎口 从三间循行手大指次指歧骨间陷中。灸三壮。

阳溪—名中魁 从合谷循行手腕中，上侧两筋间陷中，张大指次指取之。灸三壮。

偏历 从阳溪上行，手腕后，上侧三寸。灸三壮。

温溜—名逆注，一名蛇头 从偏历上行三寸①，手阳明郄。灸三壮。

下廉 从温溜上行二寸五分，辅锐肉分。灸三壮。

---

① 三寸：《针灸大成·卷六》："偏历，腕中后三寸。温溜，《明堂》'在腕后五寸、六寸间。'"故温溜应在偏历上二三寸间。

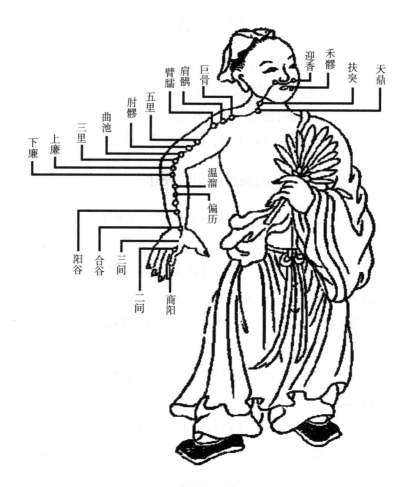

禾髎　迎香　臂臑　肩髃　巨骨　扶突　天鼎
肘髎　五里　曲池　三里　上廉　下廉
温溜　偏历
阳谷　合谷　三间　二间　商阳

大肠经穴图

上廉　从下廉上行一寸，曲池下三寸①。灸五壮。

三里②　从上廉上行一寸，锐肉之端，按之肉起。灸三壮。

曲池　从手三里上行，在肘外辅骨，屈肘曲骨之中，以手拱胸取之。灸三壮。

肘髎　从曲池上行，在肘大骨外廉陷中，与天井相并，相去一寸四分。灸三壮。

五里　从肘髎循行肘上三寸向里，大脉中央，一云在天府下五寸。灸三壮。

臂臑　从五里上行四寸，两筋两骨罅宛宛陷中，伸臂平手取之。灸三壮。

肩髃　从臂臑上行髃骨头，肩端上两骨罅处宛宛中，举臂取之有空。灸三壮至七七壮。

巨骨　从肩髃上行臂端，两叉骨间陷中。灸三壮、五壮。

天鼎　从巨骨循颈，缺盆上直行，扶突下一寸。灸三壮。

扶突　从天鼎上直行，曲颊下一寸，人迎后一寸五分，仰而取之。灸三壮。

禾髎　从扶突贯颊，直鼻孔下，水沟旁五分。灸三壮此穴一名长频。

迎香一名冲阳　从禾髎上一寸，鼻孔旁五分。禁灸。

---

① 三寸：原作"三分"，据穴位实际部位改。《针灸大成·卷六》"上廉，三里下一寸；三里，曲池下二寸。"

② 三里：《医宗金鉴·刺灸心法要诀》作"手三里"。

胃经穴歌

四十五穴足阳明，承泣四白巨髎经，

地仓大迎登颊车，下关头维对人迎，

水突气舍连缺盆，气户库房屋翳寻，

膺窗乳中下乳根，不容承满出梁门，

关门太乙滑肉起，天枢外陵大巨里，

水道归来达气街①，髀关伏兔走阴市，

梁丘犊鼻足三里，上巨虚连条口底，

下巨虚下有丰隆，解溪冲阳陷谷同，

内庭厉兑阳明穴，大趾次趾之端终。

胃经四十五穴分寸

承泣一名面髎，一名鼷②穴　穴在目下七分，目下胞陷中，上直瞳子，正视取之。禁灸。

四白　从承泣直下三分，颧空骨内，亦直瞳子取之。禁灸。《甲乙经》曰：灸七壮。

巨髎，从四白下行，侠③鼻孔旁八分，亦直瞳子取之。灸七壮。

地仓一名会维　从巨髎下行，侠口吻旁四分外许，近下微有动脉。灸七壮，重者七七壮。病左治右，病右治左，炷宜小如粗钗脚。

---

① 气街：《类经图翼·经络》作"气冲"。

② 鼷（xī 溪）：小鼠。

③ 侠：同"挟"或"夹"。

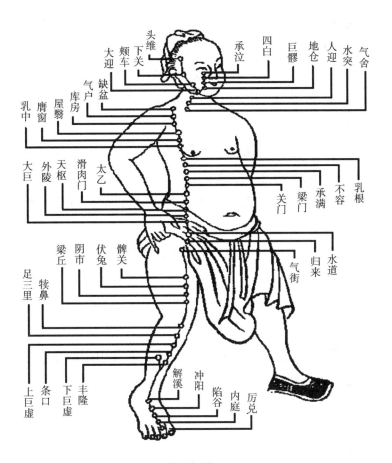

头维 下关 承泣 四白 巨髎 地仓 人迎 水突 气舍
大迎 颊车 缺盆 气户 库房 屋翳 膺窗 乳中

乳根 乳根 不容 承满 梁门 关门
太乙 滑肉门 天枢 外陵 大巨

归来 水道 气街 髀关 伏兔 阴市 梁丘

足三里 犊鼻 上巨虚 条口 下巨虚 丰隆 解溪 冲阳 陷谷 内庭 厉兑

胃经穴图

大迎——名髓孔　从地仓行腮颔下前一寸三分骨陷中动脉。灸三壮。

颊车——名机关，一名齿牙①　从大迎行耳下曲颊端，近前八分陷中，侧卧开口取之。灸三壮或七壮至七七壮，炷如小麦。

下关　从颊车上行耳前动脉，侧卧合口有空取之。灸三壮。

头维　从下关上行额角，入发际，以督脉中行神庭穴旁开四寸半。禁灸。

人迎——名天五会　从头维下行颈下，侠结喉旁一寸五分，大动脉应手，伸头取之。禁灸。

水突——名水门　从人迎下直行颈大筋前，内贴气喉。灸三壮。

气舍　从水突下直行颈大筋前，结喉下一寸许陷中，贴骨尖上有缺处。灸三壮。

缺盆——名天盖　从气舍下行，肩上横骨陷中，为五脏六腑之道。灸三壮。

气户　从缺盆下行，巨骨下一寸，旁开中行四寸陷中，仰而取之。灸三壮、五壮。

库房　从气户下行一寸六分，亦旁开中行四寸陷中，仰而取之。灸三壮、五壮。

屋翳　从库房下行一寸六分，亦旁开中行四寸陷中，仰而取之。灸五壮。

膺窗　从屋翳下行一寸六分，亦旁开中行四寸陷中，仰而取之。灸五壮。

乳中　从膺窗下行，当乳头之中。禁灸。

---

① 齿牙：《类经图翼·经络》作"曲牙"。

乳根　从乳①下行一寸六分，亦旁开中行四寸陷中，仰而取之。灸三壮、五壮。

不容　从乳根行在第四肋端，幽门旁一寸五分，去中行二寸，对巨阙。灸五壮。

承满　从不容下一寸，亦旁开中行二寸，对上脘。灸五壮。

梁门　从承满下一寸，亦旁开中行二寸。灸五壮。

关门　从梁门下一寸，亦旁开中行二寸，对建里②。灸五壮。

太乙　从关门下一寸，亦旁开中行二寸，对下脘。灸五壮。

滑肉门　从太乙下一寸，去中行二寸，对水分。灸五壮。

天枢一名长溪，一名谷门　从滑肉门下一寸，侠脐旁二寸许陷中，去肓俞一寸五分。《千金》云：魂魄之舍，不可针，孕妇不可灸，久冷痛癖可灸百壮。

外陵　从天枢下一寸，去中行二寸，对阴交。灸五壮。

大巨一名腋门　从外陵下一寸，去中行二寸。灸五壮。

水道　从大巨下三寸，去中行二寸。灸五壮。

归来　从水道下二寸，去中行二寸。灸五壮。

气街一名气冲　从归来行③，在腿班中有肉核，名鼠溪，直上一寸，动脉应手，亦旁开中行二寸。灸七壮，炷如大麦。

髀关　从气街下行，膝上一尺二寸许，中行左右各三指，按捺上有肉起如伏兔之状，故名伏兔，在此肉起后，交纹中。灸三壮，一云禁灸。

伏兔　从髀关下行膝上六寸起肉间，正跪坐而取之。禁灸。

---

① 乳：《医宗金鉴·刺灸心法要诀》作"乳中"。

② 建里：原作"中脘"，据《类经图翼·经络》改。

③ 行：《医宗金鉴·刺灸心法要诀》作"下行"。

《千金》云：狂邪鬼语，灸百壮或五十壮。

阴市　从伏兔下行三寸，在伏兔之下陷中，拜揖而取之。禁灸。

梁丘　从阴市下行一寸，两筋间。灸三壮。

犊鼻　从梁丘下行过膝盖骨，下胻骨上陷中，俗名膝眼，此处陷中两旁有孔，状如牛鼻，在外侧者，故名。灸三壮。

足三里　从犊鼻下行，髀①骨外侧大筋内宛宛中，坐而竖膝低跗取之。《千金》云：灸二百壮至五百壮。本云灸三壮，小儿忌灸。

上巨虚　从足三里下行三寸，两筋骨陷中，举臂②取之。灸三壮。

条口　从上巨虚下行二寸，举足取之。灸三壮。

下巨虚　从条口下行二寸③，两筋骨陷中，蹲地举足取之。灸三壮。

丰隆　从下巨虚复斜向后上行，在足外踝上八寸，胻骨外廉陷中，灸三壮。

解溪　从丰隆内循下足腕上，中行陷中在冲阳后一寸五分，灸三壮。

冲阳　从解溪下行足跗上，即脚面也，高骨间动脉灸三壮。

陷谷　从冲阳下行二寸，至足大趾之次趾本节后陷中，去内庭二寸。灸三壮。

内庭　从陷谷下至足大趾之次趾本节前，岐骨外间陷中。灸三壮。

---

① 髀：《医宗金鉴·刺灸心法要诀》作"胻"。
② 臂：《医宗金鉴·刺灸心法要诀》作"足"。
③ 二寸：《医宗金鉴·刺灸心法要诀》作"一寸"。

厉兑 从内庭下行足大趾次趾之端，去爪甲如韭叶许。灸一壮。

脾经穴歌

足太阴脾由足拇，隐白先从内侧起，

大都太白历公孙，商丘直上三阴坞，

漏谷地机阴陵泉，血海箕门冲门抵，

府舍腹结大横上，腹哀食窦天溪连，

胸乡周荣大包尽，二十一穴太阴全。

脾经二十一穴分寸

隐白 穴在足大趾内侧端后，去爪甲角如韭叶许。灸三壮。

大都 从隐白行足大趾内侧，次趾①末骨缝，赤白肉际陷中。灸三壮。

太白 从大都行足大趾后内侧，内踝前横骨②下，赤白肉际陷中。灸三壮。

公孙 从太白上行，足大趾本节后一寸，内踝前陷中。灸三壮。

商丘 从公孙上行，内踝下微前陷中。灸三壮。

三阴交 从商丘上行，内踝尖上三寸，夹骨陷中。灸三壮。

漏谷—名太阴络 从三阴交上行三寸，夹骨陷中。灸三壮。

地机—名脾舍 从漏谷上行五寸，在膝下五寸内侧，夹骨陷中。灸五壮。

---

① 次趾：《医宗金鉴·刺灸心法要诀》作"次节"。

② 横骨：《医宗金鉴·刺灸心法要诀》作"核骨"。

阴陵泉 从地机上行膝下内侧，曲膝横纹头陷中。灸三壮。

血海—名百虫窠 从阴陵泉上行，在膝膑上一寸内廉，白肉际陷中。灸五壮。

箕门 从血海上行，在鱼腹上，越两筋间阴股内廉，动脉应手，不禁重按。灸三壮。

冲门—名慈宫 从箕门上行，横骨两端约纹中动脉，去腹中行旁开三寸半。灸五壮。

府舍 从冲门上行七分，去腹中行亦旁开三寸半。灸五壮。

腹结—名腹屈 从府舍上行三寸，去腹中行三寸半。灸五壮。

大横 从腹结上行一寸三分，去中行三寸半。灸五壮。

腹哀 从大横上行三寸半，在日月下一寸五分，去中行三寸半。灸五壮。

食窦 从腹哀上行三寸，或从乳上三肋间，动脉应手处往下六寸四分，去胸中行旁开六寸，举臂取之。灸五壮。

天溪 从食窦上行一寸六分，去胸中行旁开六寸，仰而取之。灸五壮。

胸乡 从天溪上行一寸六分，去胸中行旁开六寸，仰而取之。灸五壮。

周荣 从胸乡上行一寸六分，去胸中行旁开六寸，仰而取之。灸五壮。

大包 从周荣外斜下行，过少阳胆经渊液穴下三寸，至腋下六寸许，出九肋间季胁端。灸三壮。

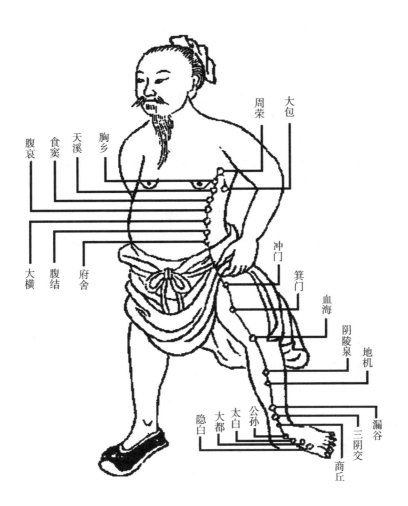

周荣　大包

腹哀　食窦　天溪　胸乡

大横　腹结　府舍

冲门　箕门　血海

阴陵泉　地机

隐白　大都　太白　公孙　三阴交　漏谷

商丘

脾经穴图

心经穴歌

手少阴心起极泉，青灵少海灵道全，

通里阴郄神门下，少府少冲小指边。

心经九穴分寸

极泉　穴在腋下臂内筋间，动脉引胸中。灸七壮。

青灵　从极泉下行至肘，在肋①上三寸，伸肘举臂取之。灸三壮。

少海_{一名曲节}　从青灵下行肘内廉，节后大骨外上，去肘端五分，肘内横纹头，屈肘向头取之。灸三壮，一云禁灸。

灵道　从少海下行掌后一寸五分。灸三壮。

通里　从灵道下行五分，循腕侧外，腕后一寸陷中。灸三壮。

阴郄_{一名手少阴郄}　从通里内行五分，掌后脉中，去腕五分，当小指之后。灸三壮。

神门_{一名兑冲，一名中都}　从阴郄行掌后锐骨端陷中。灸三壮或七壮，炷如小麦。

少府　从神门行手小指本节末外侧骨缝陷中。灸三壮。

少冲　从少府行小指内侧端，去爪甲如韭叶许。灸一壮，一曰三壮。

----

① 肋：《医宗金鉴·刺灸心法要诀》作"肘"。

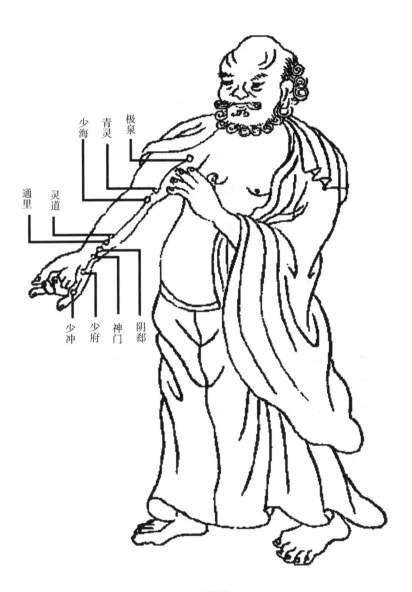

极泉
青灵
少海
少冲
少府
神门
阴郄
通里
灵道

心经穴图

小肠经穴歌

手太阳经小肠穴，少泽先于小指列，

前谷后溪腕骨间，阳谷须同养老设，

支正小海上肩贞，臑俞天宗秉风合，

曲垣肩外复肩中，天窗循次上天容，

此经穴数一十九，还有颧髎入听宫。

小肠经十九穴分寸

少泽 穴在手小指外侧端，去爪甲角一分陷中一名小舌①。灸一壮。

前谷 从少泽上行，手小指外侧本节前陷中。灸三壮。

后溪 从前谷上行，手小指本节后，外侧横纹尖上陷中，仰手握拳取之。灸三壮。

腕骨 从后溪上行，手掌外侧腕前起骨下鳞缝陷中。灸三壮。

阳谷 从腕骨上行，手掌外侧腕下锐骨下陷中。灸三壮。

养老 从阳谷上行，手下锐骨上一空，腕后一寸许陷中。灸三壮。

支正 从养老上行，外廉四寸。灸三壮。

小海 从支正上行，肘外大骨外，去肘端五分陷中，屈手向头取之。灸五壮、七壮。

肩贞 从小海上行，肩曲胛②骨下，大骨旁两骨解间，肩端后陷中。灸三壮。

---

① 小舌：《类经图翼·经络》作"小吉"。

② 胛：原作"髀"，据《医宗金鉴·刺灸心法要诀》改。后臑俞、秉风条同。

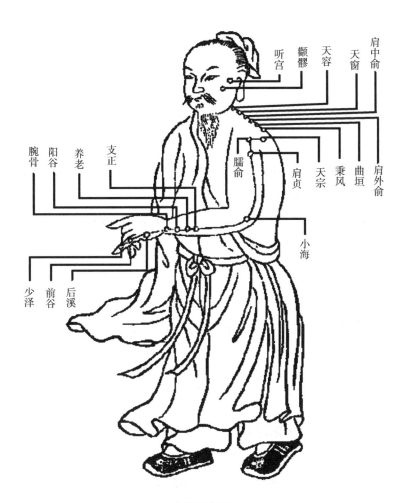

听宫
颧髎
天容
天窗
肩中俞
曲垣
肩外俞

臑俞
肩贞
天宗
秉风
小海

腕骨
阳谷
养老
支正

少泽
前谷
后溪

小肠经穴图

臑俞 从肩贞上行肩端，臑上肩骨下，胛骨上廉陷中，举臂取之。灸三壮。

天宗 从臑俞上行，肩骨下陷中。灸三壮。

秉风 从天宗上行，肩上小胛骨，举臂有空。灸三壮。

曲垣 从秉风上行肩中央，曲胛陷中，按之应手痛。灸三壮。

肩外俞 从曲垣上行肩胛上廉，去脊旁开三寸陷中。灸三壮。

肩中俞 从肩外俞上行肩胛内廉，去脊督脉之大椎穴旁开二寸陷中。灸十壮。

天窗—名窗笼 从肩中俞上行，颈大筋前，曲颊下动脉应手陷中。灸三壮。

天容 从天窗上行，耳下曲颊后。灸三壮。

颧髎—名兑骨 从天容上行面，頄骨下廉锐骨端陷中。禁灸。

听宫—名多所闻 从颧髎上行，耳中之珠大如赤小豆。灸三壮。

膀胱经穴歌

足太阳经六十三，睛明攒竹曲差参，

五处承光接通天，络却①玉枕天柱边，

大杼风门引肺俞，厥阴心膈肝胆居，

脾胃三焦肾俞次，大肠小肠膀胱俞，

中膂白环皆二行，去脊中间二寸许，

上髎次髎中复下，会阳须下尻旁取，

---

① 却：原作"郄"，据《类经图翼·经络》改。后络却、玉枕条同。

神灸经纶

六〇

还有附分在三行，二椎三寸半相当，

魄户膏肓与神堂，譩譆膈关魂门旁，

阳纲意舍及胃仓，肓门志室连胞肓①，

秩边承扶殷门穴，浮郄相邻是委阳，

委中再下合阳去，承筋承山相次长，

飞扬跗阳②达昆仑，仆参申脉过金门，

京骨束骨近通谷，小趾外侧寻至阴。

膀胱经六十三穴分寸

睛明　穴在目内眦外一分宛宛中。灸三壮，一曰禁灸。

攒竹　从睛明上行，眉头陷者中。不宜灸。

曲差一名鼻冲　从攒竹上行发际间，侠督脉之神庭穴，旁开一寸五分，正头取之。灸三壮、五壮。

五处　从曲差后行五分，侠督脉之上星穴，旁开一寸五分。灸三壮，一云禁灸。

承光　从五处后行一寸五分。禁灸。

通天一名天白　从承光后行一寸五分，侠督脉之百会穴，旁开一寸五分。灸三壮。

络却　从通天后行一寸五分。灸三壮。

玉枕　从络却后行一寸五分。灸三壮。

天柱　从玉枕侠项后大筋外廉，下行发际陷中。禁灸。

---

① 肓：原作"盲"，据《类经图翼·经络》改。

② 跗阳：原作"附阳"，据《原宗金鉴·刺灸心法要诀》改。

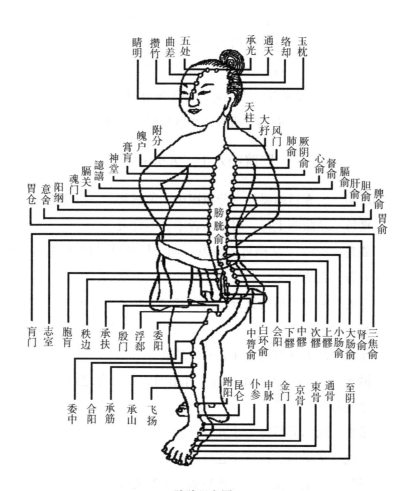

膀胱经穴图

大杼 从天柱下行，以项后第一椎下两旁，相去脊中各二寸①陷中，正坐取之。灸五壮、七壮。

风门—名热府 从大杼下行，二椎下两旁，相去脊中各二寸，正坐取之。灸五壮。

肺俞 从风门下行，三椎下，去脊中各二寸。又以手搭背，左取右，右取左，当中指末是穴，正坐取之。《千金》云：肺俞对乳，引绳度之。灸三壮，一曰百壮。

厥阴俞 从肺俞行四椎下，去脊中二寸，正坐取之。灸七壮。

心俞 从厥阴俞行五椎下，去脊中二寸，正坐取之。《甲乙经》曰：禁灸。《千金方》言：风中心，急灸心俞百壮。

膈俞 心俞之下有督俞，在第六椎下，去脊中二寸；从督俞行七椎下，亦去脊中二寸，皆正坐取之。灸三壮。

肝俞 从膈俞行九椎下，去脊中二寸，正坐取之。灸三壮。

胆俞 从肝俞行十椎下，去中行二寸，正坐取之。灸三壮。

脾俞 从胆俞行十一椎下，去中二寸，正坐取之。灸三壮。

胃俞 从脾俞行十二椎下，去中二寸，正坐取之。灸三壮。

三焦俞 从胃俞行十三椎下，去中行二寸，正坐取之。灸三壮、五壮。

肾俞 从三焦俞行十四椎下，与脐平，去脊二寸，正坐取之。灸三壮，一曰灸随年数。

大肠俞 肾俞之下有气海俞，在十五椎下，去脊二寸；从气海俞行十六椎下，去脊中二寸，伏而取之。灸三壮。

小肠俞 大肠俞下有关元俞，在十七椎下，去脊中二寸，

---

① 二寸：从大杼到白环俞诸穴，现代多以后正中线旁开1.5寸取穴。

此从关元俞行十八椎下，去脊二寸，伏而取之。灸三壮。

膀胱俞 从小肠俞行十九椎下，去脊中二寸，伏而取之。灸三壮。

中膂俞—名脊内俞 从膀胱俞行二十椎下，去脊中二寸，侠脊胂①起肉间，伏而取之。灸三壮。

白环俞 从中膂俞行二十一椎下，去脊中二寸，伏而取之。灸三壮。《甲乙》言：不可灸。

上髎 从白环俞行腰踝②骨下一寸，侠脊两旁第一空陷中。灸七壮。

次髎 从上髎行，侠脊旁第二空陷中。灸七壮。

中髎 从次髎行，侠脊旁第三空陷中。灸七壮。

下髎 从中髎行，侠脊旁第四空陷中。灸七壮。

会阳 从下髎行阴尾尻骨两旁五分许—名利机。灸五壮。

附分 自大杼别脉，其支者，从肩膊内循行第二椎下，附项内廉两旁，相去脊中各三寸半③，正坐取之。灸五壮。

魄户 从附分下行第三椎下，去脊中各三寸半，正坐取之。灸五壮。

膏肓 从魄户下行第四椎下、五椎上，此穴居中，去脊中各三寸半，正坐曲脊取之。《千金翼》云：先令病人正坐，曲脊，伸两手以臂着膝前，令正直，手大指与膝头齐，以物支肘勿令臂动，乃从胛骨上角摸索至胛骨下头，其间当有四肋三间，依胛骨之际相去骨际如容侧指许，按其中一间空处，自觉牵引肩中，是其穴也。左右各灸至百壮，或三五百壮，多至千壮，

---

① 胂：《医宗金鉴·刺灸心法要诀》作"䐐"。胂，夹脊肉。
② 踝：《医宗金鉴·刺灸心法要诀》作"髁"。
③ 三寸半：从附分到秩边诸穴，现代以脊中线旁开3寸取穴。

当气下袭袭①然如流水之降，若停痰宿疾亦必下也。若病人已困不能正坐，当令侧卧，挽上臂令前，索孔穴灸之。又取法，以右手搭左肩上，中指稍所不及处是穴，左取亦然。

神堂 从膏肓下行第五椎下，去脊中各三寸半陷中，正坐取之。灸五壮。

譩譆 从神堂下行第六椎下，去脊中各三寸半，正坐取之。灸五壮。

膈关 从譩譆下行第七椎下，去脊中各三寸半，正坐开肩取之。灸五壮。

魂门 从膈关下行第九椎下，去脊中各三寸半陷中，正坐取之。灸三壮。

阳纲 穴在十椎下，去取同魂门。灸三壮、七壮。

意舍 穴在十一椎下，去取同上。灸七壮，一云五十壮至百壮。

胃仓 穴在十二椎下，去取同上。灸五壮，一云五十壮。

肓门 穴在十三椎下，又肋间陷中，前与鸠尾相对②，去取同上。灸三壮。

志室 穴在十四椎下陷中，去取同上。灸三壮、七壮。

胞肓 穴在十九椎下陷中，去脊中各三寸半，伏而取之。灸五壮、七壮。

秩边 穴在二十一椎下陷中，去脊中各三寸半，伏而取之。灸五壮。

承扶一名肉郄，一名皮部，一名阴关 从秩边下行，在尻臀下阴

① 袭袭：《医宗金鉴·刺灸心法要诀》作"砻砻"。砻（lóng 龙），一种去稻壳的石制工具，此处为拟声词。

② 对：《类经图翼·经络》作"直"。

股上约纹中。灸三壮。

殷门 从承扶下行六寸，腘上两筋之间。灸三壮。一云在浮郄下二寸，又云六寸。

浮郄 从殷门外循斜上一寸，屈膝得之。灸三壮，又云在委阳上一寸。

委阳 从浮郄下行，仍在承扶穴下六寸，屈膝取之，委阳穴也，而与会阳下合腘中也。灸三壮。

委中 从委阳下行，腘中央约纹动脉陷中，令人仰颏至地，伏卧取之。灸三壮，一云禁灸。

合阳 从委中下行，膝腘约纹下三寸①。灸五壮。

承筋－名腨肠，一名直肠 从合阳下行腨肠中央陷中，脚跟上七寸。灸三壮。

承山－名鱼腹 从承筋下行，腿肚下尖分肉间陷中。灸五壮至七七壮。

飞扬－名厥阳 从承山斜行，足外踝后上七寸陷中。灸三壮。

跗阳 从飞扬下行，足外踝上三寸筋骨之间。灸三壮，一云七壮。

昆仑 从跗阳下行，足外踝后五分，跟骨上陷中，细动脉应手。灸三壮。

仆参－名安邪 从昆仑下行，足跟骨下陷中，拱足取之。灸七壮。

申脉 从仆参行足外踝下五分陷中，容爪甲许，白肉际。灸三壮。

---

① 三寸：《类经图翼·经络》作"二寸"。

金门—名关梁　从申脉下行一寸。灸三壮，一云七壮，炷如小麦。

京骨　从金门①行足外侧大骨下，赤白肉际陷中，按而得之。小趾本节后大骨，名京骨，其穴在骨下。灸七壮。

束骨　从京骨行足小趾外侧，本节后陷中，赤白肉际。灸三壮。

通谷　从束骨行足小趾外侧，本节后②陷中。灸三壮。

至阴　从通谷行足小趾外侧，去爪甲角如韭叶。灸三壮、五壮。

心包经穴歌③

心包九穴天池近，天泉曲泽郄门认，

间使内关逾大陵，劳宫中冲中指尽。

心包经九穴分寸

天池　穴在乳旁二寸④许，直腋下行三寸，胁之撅起肋骨间—名天会。灸三壮。

---

① 金门：原作"京门"，据《医宗金鉴·刺灸心法要诀》改。

② 后：《医宗金鉴·刺灸心法要诀》作"前"。

③ 心包经穴歌：本书心包经和肾经编次依《医宗金鉴》。实按经脉流注次序，心包经当在肾经之后。

④ 乳旁二寸：《类经图翼·经络》作"乳后一寸"，《医宗金鉴·刺灸心法要诀》作"乳旁一二寸"。

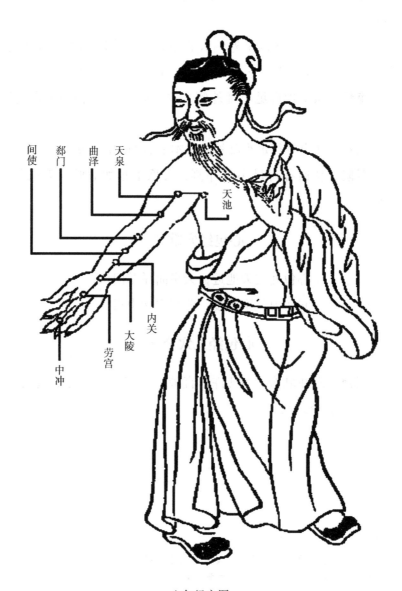

间使　郄门　曲泽　天泉

天池

内关

大陵

劳宫

中冲

心包经穴图

天泉_{一名天湿}　在曲腋下，去肩臂二寸，举臂取之。灸三壮。

曲泽　从天泉下行肘内廉，大筋内侧横纹头下陷中动脉。灸三壮。

郄门　从曲泽下行掌后，去腕五寸。灸五十壮①。

间使　从郄门下行掌后，去腕三寸，两筋间陷中。灸五壮。

内关　从间使下行掌后，去腕二寸两筋间。灸五壮。

大陵　从内关下行掌后，骨下横纹中，两筋间陷中。灸三壮。

劳宫_{一名五里，一名掌中}　从大陵下行掌中央动脉，屈无名指取之。灸三壮。

中冲　从劳宫下行手中指之端，去爪甲角如韭叶许陷中。灸一壮。

肾经穴歌

足少阴俞二十七，涌泉然谷照海出，
太溪水泉连大钟，复溜交信筑宾立，
阴谷横骨趋大赫，气穴四满中注得，
肓俞商曲石关蹲，阴都通谷幽门直，
步廊神封出灵墟，神藏彧中俞府毕。

肾经二十七穴分寸

涌泉_{一名地冲}　穴在足心陷中，伸腿屈足卷趾宛宛中。灸三壮。

---

① 五十壮：《类经图翼·经络》作"五壮"。

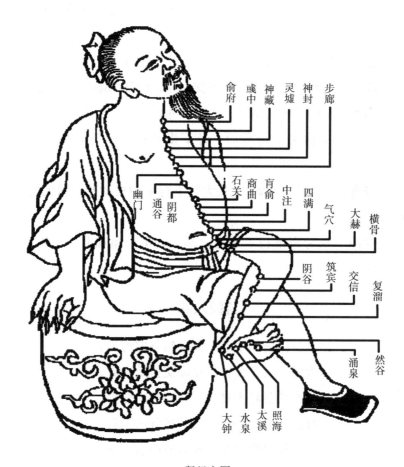

肾经穴图

然谷　从涌泉上行足内踝，前起大骨下陷中。灸三壮。

太溪　从然谷行足内踝后五分，跟骨上动脉陷中。灸三壮。

大钟　从太溪行足跟后，跟中大骨上两筋间。灸三壮。

水泉　从大钟行太溪下一寸，内踝下。灸五壮。

照海　从水泉行足内踝下四分，前后有筋，上有踝骨，下有软骨之中陷中。灸三壮。

复溜<small>一名伏白，一名昌阳</small>　从照海行足内踝后，上除踝一寸^①陷者中，前傍骨是复溜，后傍骨^②是交信，二穴止隔一筋。灸五壮、七壮。

交信　从复溜斜外，正^③行复溜穴之后二寸许，后傍筋。灸三壮。

筑宾　从交信斜外上行，过三阴交穴，上腨分中<small>腨，俗名腿肚</small>。灸五壮。

阴谷　从筑宾上行膝下内辅骨后，大筋下小筋上，按之应手，屈膝得之，灸三壮。

横骨　从阴谷上行入腹，阴上横骨中，宛曲如仰月中央，去任脉之中行旁开五分<small>一名下横^④</small>。灸三壮。

大赫<small>一名阴维，一名阴关</small>　从横骨上行一寸，去中行五分。灸五壮。

气穴<small>一名胞门，一名子户</small>　从大赫上行一寸，去中行五分。灸五壮。

四满<small>一名髓府</small>　从气穴上行，分寸同上。灸三壮。

---

① 一寸：《医宗金鉴·刺灸心法要诀》作"二寸"。
② 骨：《类经图翼·经络》作"筋"。
③ 正：《医宗金鉴·刺灸心法要诀》作"上"。
④ 下横：《类经图翼·经络》作"下极"。

中注　从四满上行，分寸同上。灸三壮。

肓俞　从中注上行一寸，直脐旁去脐中五分。灸五壮。

商曲　从肓俞上行二寸，亦去中行旁开五分。灸五壮。

石关　从商曲上行一寸，去中行旁开五分。灸三壮。

阴都—名食宫　从石关上行，分寸同上。灸三壮。

通谷　从阴都上行一寸陷中，去中行旁开五分。灸五壮。

幽门—名上门　从通谷上①一寸，去巨阙旁各五分陷中。灸五壮。

步廊　从幽门上行一寸六分陷者中，去中行旁开二寸，仰而取之。灸五壮。

神封　从步廊上行，分寸同上，仰而取之。灸五壮。

灵墟　从神封上行，分寸同上，仰而取之。灸五壮。

神藏　从灵墟上行一寸六分，亦去中行旁开二寸陷中，仰而取之。灸五壮。

彧中　从神藏上行，分寸同上，仰而取之。灸五壮。

俞府　从彧中上行，巨骨之下，侠任脉之璇玑，中行旁开二寸陷中，仰而取之。灸五壮。

三焦穴歌

手少阳经三焦位，二十三穴起关冲，
液门中渚阳池历，外关支沟会宗逢，
三阳络入于四渎，注于天井清冷中，
消泺臑会肩髎穴，天髎天牖经翳风，
瘈脉颅息角孙入，耳门和髎丝竹空。

---

①　上：《医宗金鉴·刺灸心法要诀》作"上行"。

三焦经二十三穴分寸

关冲　穴在手四指外端，去爪甲如韭叶许。灸三壮。

液门　从关冲上行，手小指次指歧骨间陷中，握拳取之。灸三壮。

中渚　从液门上行一寸陷中，握拳取之。灸三壮。

阳池—名别阳　从中渚由四指末节①直上，行手表腕上陷中。灸三壮。

外关　从阳池上行手腕后二寸，两骨间陷中。灸三壮。

支沟—名飞处②　从外关上行一寸，两骨间陷中。灸七壮。

会宗　从支沟外开一寸，以支沟、会宗二穴相并平直，空中相离一寸。灸三壮。

三阳络—名通间　从会宗内斜上行一寸，臂上大交脉。灸五壮。

四渎　从三阳络上行肘前五寸外廉陷中。灸三壮。

天井　从四渎斜外上行肘外大骨尖后，肘上一寸，两筋叉骨罅中，屈肘拱胸取之。灸三壮。

清冷渊　从天井上行一寸，伸肘举臂取之。灸三壮。

消泺　从清冷渊上行肩下，臂外肘上分肉间。灸五壮。

臑会—名臑髎　从消泺上行臑外，去肩端三寸宛宛中。灸五壮。

肩髎　从臑会上行肩端，臑上陷中，斜举臂取之。灸三壮。

---

① 末节：《类经图翼·经络》作"本节"。
② 飞处：《类经图翼·经络》作"飞虎"。

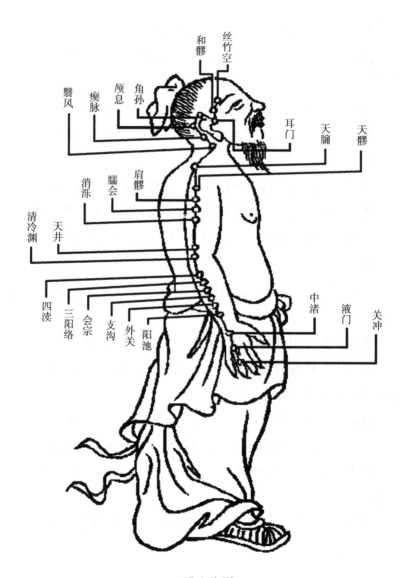

和髎　丝竹空

翳风　瘈脉　颅息　角孙

耳门　天牖　天髎

消泺　臑会　肩髎

清冷渊　天井

四渎　三阳络　会宗　支沟　外关　阳池　中渚　液门　关冲

三焦经穴图

天髎 从肩髎上行肩缺盆中，直是少阳经之肩井穴后一寸。灸三壮。

天牖 从天髎上行颈大筋外，缺盆上、天容后、天柱前、完骨下、发际中，夹耳后一寸。不宜灸。

翳风 从天牖上行耳后尖角陷中，按之引耳中痛。灸七壮。

瘛脉一名资生① 从翳风上行耳后，中间鸡足青络脉中。灸七壮。

颅息 从瘛脉行耳后，上间青络脉中。灸七壮。《甲乙经》曰：灸三壮。

角孙 从颅息上行耳上，上间发际下，开口有空。灸三壮。

耳门 从角孙绕行耳前，起肉当耳缺处陷中。禁灸。

和髎 从耳门行耳前兑发下，横动脉中。兑发下即发角也。灸三壮。

丝竹空 从和髎上行肩②后陷中。禁灸。

胆经穴歌

足少阳经瞳子髎，四十三穴行迢迢，

听会客主颔厌集，悬颅悬厘曲鬓翘，

率谷天冲浮白次，窍阴完骨本神至，

阳白临泣开目窗，正营承灵脑空是，

风池肩井渊腋长，辄③筋日月京门乡，

带脉五枢维道续，居髎环跳市中渎，

阳关阳陵复阳交，外丘光明阳辅高，

---

① 资生：《类经图翼·经络》作"资脉"。

② 肩：《医宗金鉴·刺灸心法要诀》作"眉"。

③ 辄：原作"辙"，据《医宗金鉴·刺灸心法要诀》改。

悬钟丘墟足临泣，地五侠溪窍阴毕。

胆经四十三穴分寸

瞳子髎<small>一名太阳，一名前关</small>　穴在目锐眦，去眦五分。灸三壮。

听会　从瞳子髎下外斜行耳前起骨上面下一寸，耳珠下动脉宛宛中，开口有空，侧卧张口取之。灸三壮。

客主人<small>一名上关</small>　从听会上直行一寸，开口有空，侧卧张口取之。灸三壮。

颔厌　从客主人上内斜行两太阳曲角上廉。灸三壮。

悬颅　从颔厌后行耳前，曲角上两太阳之中。灸三壮。

悬厘　从悬颅后行耳前，曲角上两太阳下廉。灸三壮。

曲鬓　从悬厘后行耳前，入发际曲隅陷中，鼓颔有空。灸三壮。

率谷　从曲鬓后行耳上，入发际寸半陷者宛宛中，嚼牙取之。灸三壮。

天冲　从率谷后行耳后三分许，入发际二寸。灸三壮。

浮白　从天冲下行耳后，入发际一寸。灸三壮。

窍阴<small>一名枕骨</small>　从浮白下行耳后，完骨上，枕骨下，摇动有空。灸三壮。

完骨　从窍阴行耳后，入发际四分。灸三壮。

本神　从完骨折上行神庭①三寸，直耳上入发际四分。灸七壮。

阳白　从本神行眉上一寸，直瞳子。灸三壮。

---

①　神庭：《医宗金鉴·刺灸心法要诀》作"神庭旁"。

客主人　曲鬓　悬厘　悬颅　颔厌　阳白　本神　临泣　目窗　正营　承灵　脑空

瞳子髎　听会　率谷　风池　完骨　窍阴　浮白　天冲

肩井　辄筋　渊腋

居髎　维道　五枢　带脉　京门　日月

环跳

风市

丘墟　悬钟　阳辅　光明　外丘　阳交　阳关　阳陵泉　中渎

足临泣　地五会　侠溪　窍阴

胆经穴图

临泣　从阳白上直行入发际五分陷中，正睛取之。灸三壮，一曰禁灸。

目窗—名至荣　从临泣后行一寸。灸五壮。

正营　从目窗后行一寸。灸三壮。

承灵　从正营后行一寸五分。灸五壮。

脑空—名颞颥　从承灵后行一寸五分。灸五壮。

风池　从脑空下行耳后，下发际陷中，大筋外廉，按之引于耳中。灸三壮、七壮，炷宜小。

肩井　从风池下行肩上，会其支者合缺盆上，大骨前一寸半，以三指按取，当中指下陷中。灸三壮。

渊腋—名泉腋　从肩井下行腋下三寸宛宛中，举臂取之。禁灸。

辄筋　从渊腋下行，复行前一寸，三肋端，横直蔽骨旁七寸五分半，直两乳，侧卧屈上足取之。灸三壮。

日月—名神光　从辄筋行乳下二肋端缝下五分。灸五壮。

京门—名气腧，—名气府　从日月行监骨腰中季胁本，侠脊，脐上五分，旁开九寸半，侧卧，屈上足伸下足举臂取之。灸三壮。

带脉　从京门下行季胁下一寸八分陷中，脐上二分，旁开八寸半。灸五壮。

五枢　从带脉下三寸，一曰水道旁寸半陷中。灸五壮。

维道—名外枢　从五枢下行，过肝经之章门穴下五寸三分。灸三壮。

居髎　从维道下行三寸，监骨上陷中。灸三壮。

环跳　从居髎下行髀枢中，侧卧伸下足屈上足取之。灸三壮。环跳穴下行膝上外廉两筋中，以手着腿，中指尽处风市穴也。

中渎 从风市下髀骨外，膝上外廉五寸，分肉间陷中。灸五壮。

阳关 从中渎下行，膝上二寸，犊鼻外陷中。禁灸。

阳陵泉 从阳关下行，膝下一寸外廉陷中，尖骨前、筋骨间，蹲坐取之。灸七壮。

阳交—名别阳，一名足髎 从阳陵泉下行，足外踝上七寸，内斜三阳分肉间。灸三壮。

外丘 从阳交行外踝上七寸外斜。灸三壮。

光明 从外丘下行外踝上五寸。灸三壮。

阳辅—名分肉 从光明下行一寸，辅骨前绝骨端，内斜三分。灸三壮。

悬钟—名绝骨 从阳辅下行一①寸，外踝骨尖动脉中，寻按取之。灸五壮。

丘墟 从悬钟行外踝下，斜前陷中。灸三壮。

足临泣 从丘墟下行三寸，在足四趾近小趾本节后，足跗间陷中。灸三壮。

地五会 从临泣下行五分，在足小趾次趾②本节后间陷中。禁灸。

侠溪 从地五会下行一寸，足小趾次趾本节前，歧骨间陷中。灸三壮。

窍阴 从侠溪下行，足小趾四趾外侧端，去爪甲角如韭叶。灸三壮。

肝经穴歌

足厥阴肝一十四，大敦行间太冲是，

---

① 一：原作"三"，据实改。

② 次趾：《医宗金鉴·刺灸心法要诀》作"四趾"。侠溪条同。

中封蠡沟伴中都，膝关曲泉阴包次，

五里阴廉上急脉，章门才过期门至。

肝经十四穴分寸

大敦 穴在足大趾端，去爪甲后如韭叶许，外侧聚毛中。一云内侧为隐白，外侧为大敦。灸三壮。

行间 从大敦上行，足大趾次趾歧骨缝间，动脉应手陷中。灸三壮。

太冲 从行间上行二寸，足跗间动脉应手陷中。灸三壮。

中封 从太冲上行，足内踝前一寸，筋里宛宛中一名悬泉。灸三壮。《千金》云：五十壮。

蠡沟一名交仪 从中封上行内踝上五寸。灸三壮。

中都一名中郄 从蠡沟上行二寸，当胻骨中。灸五壮。

膝关 从中都上行，挟鼻①下二寸旁陷者中。灸五壮。

曲泉 从膝关上行膝内辅骨下，大筋上，小筋下陷中，屈膝，横纹头取之。灸三壮。

阴包 从曲泉上行膝上四寸，股内廉两筋间，蜷足取之，看膝内侧有槽中。灸三壮。

五里 从阴包上行，在足阳明之气冲穴下三寸，阴股中，动脉应手。灸五壮。

阴廉 从五里上行，羊矢下斜里三分，直上气冲下二寸，动脉陷中。灸三壮。羊矢在阴旁股内，约纹缝中皮肉间，有核如羊矢，故名。

---

① 挟鼻：《医宗金鉴·刺灸心法要诀》作"犊鼻"。

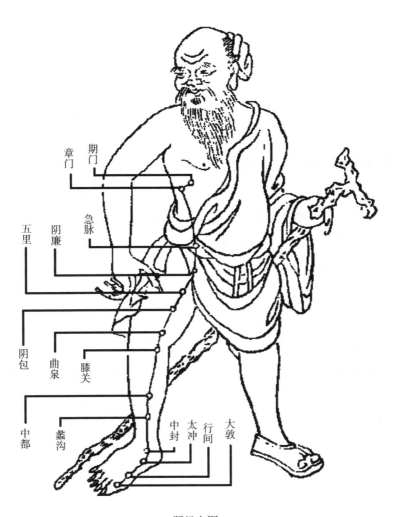

期门
章门
急脉
阴廉
五里
阴包
曲泉
膝关
中都
蠡沟
中封
太冲
行间
大敦

肝经穴图

急脉 从阴廉上行阴上，中行两旁相去二寸半，按之隐指而坚，甚按则痛引上下，此厥阴之大络，故曰厥阴急脉，即睾之系也，可灸而不可刺。《经脉篇》曰：足厥阴循股阴，入毛中，过阴器。又曰：其别者，循胫上睾，结于茎。然此实厥阴之正脉，而会于阳明者也。按，此穴自《甲乙经》以下诸书皆无，是遗误也，今增入之。

章门一名长平，一名胁髎 从急脉上行，足太阴脾经之大横穴外，季胁①直脐②软骨端，脐上二寸两旁开六寸，侧卧，屈上足伸下足举臂取之。一云肘尖尽处是穴。一云在脐上一寸八分，两旁各八寸半，季胁端。一云在脐上二寸，两旁各六寸，寸法以胸前乳③间横折八寸约取之。灸三壮，一云百壮。

期门 从章门上行，足阳明胃经之不容穴旁一寸五分，上直乳第二肋端。灸五壮、七壮。

奇经八脉

《经》④ 论：督脉，尺、寸、中央三部俱浮，直上直下。督脉起于下极之腧，并于脊里，上至风府，入脑，上巅，循额，至鼻柱，极于上齿缝中龈交穴。张洁古⑤曰：督者，都也，为阳脉之都纲。

任脉，寸口脉紧细实长至关。又曰：寸口边丸丸。任者，妊也，为阴脉之海。起于中极之下，循腹里，由关元上咽，至

① 季胁：《医宗金鉴·刺灸心法要诀》作"季肋"。下同。
② 脐：同"齐"。
③ 乳：《类经图翼·经络》作"两乳"。
④ 经：此指《脉经》，晋代王叔和撰，现存最早的脉学专著。
⑤ 张洁古：名元素（1151—1234），金代医学家，著《珍珠囊》《医学启源》等，创易水学派。

承浆，上①龈交，极目下承泣穴，为阴脉之都纲也。

冲脉，尺、寸、中央俱牢，直上直下。起于气街，挟脐左右上行，至胸中而散，为十二经之根本，故称经脉之海，亦称血海。

阳跷脉，寸部左右弹。起于足跟中，上外踝，循胁，上肩，夹口吻，至目，极于耳后风池穴。

阴跷脉，尺部左右弹。起于足跟，上内踝，循阴，上胸，至咽，极于目内眦睛明穴。

带脉，关部左右弹。起于季胁，周围一周如束带然。

阴维脉，尺外斜上至寸。起于诸阴之交，发于内踝上五寸，循股，入小腹，循胁上胸，至顶前而终。

阳维脉，尺内斜上至寸。起于诸阳之会，发于足外踝下一寸五分，循膝，上髀厌，抵少腹，循头入耳，至本神而止。

《汇辨》②云：奇经者，在十二经脉之外，无脏腑与之配偶，故曰奇。夫脏腑之脉，寸、关、尺有定位，浮、中、沉有定体，弦、钩、毛、石有定形，此则另为一脉。形状固异而隧道亦殊，病症不同而诊治自别。

李时珍云：八脉不拘制于十二经，正经之脉隆盛则溢于奇经，故秦越人比之天雨降下，沟渠溢满，滂沛妄行，流于河③泽。阳维主一身之表，阴维主一身之里，以乾坤言也；阳跷主一身左右之阳，阴跷主一身左右之阴，以东西言也；督主身后之阳，任冲主身前之阴，以南北言也；带脉横束诸脉，以六合言也。

---

① 上：原作"下"，据实改。
② 汇辨：《脉诀汇辨》，清代李延昰辑，脉学著作。
③ 河：《奇经八脉考·八脉》作"湘"。

任脉穴歌

任脉穴①行二十四，会阴潜伏两阴间，
　曲骨之前中极在，关元石门气海边，
　阴交神阙水分处，下脘建里中脘前，
　上脘巨阙连鸠尾，中庭膻中玉堂里，
　紫宫华盖运璇玑，天突廉泉承浆止。

任脉二十四穴分寸

会阴<small>一名屏翳</small>　穴在前阴后阴之中间，任、督、冲三脉所起，督由会阴而行背，任由会阴而行腹，冲由会阴而行足。灸三壮。

曲骨　从会阴上行，横骨上毛际陷中，动脉应手，脐下五寸。灸三壮、七壮。

中极<small>一名玉泉，一名气原</small>　从曲骨上行，在脐下四寸。灸三壮，一云百壮。

关元<small>一名大中极</small>　从中极上行，在脐下三寸，此穴当人身上下四旁之中。灸七壮。

石门<small>一曰命门，一曰精露，一曰丹田，一曰利机</small>　从关元上行，在脐下二寸。灸五壮。

气海　从石门上行，在脐下一寸五分宛宛中。灸五壮，孕妇忌。

阴交<small>一名少关，一名横户</small>　从气海上行，在脐下一寸。灸五壮，一云百壮。

---

① 穴：《类经图翼·经络》作"中"。

神阙－名气舍　从阴交上行，当脐之中。灸三壮。

水分　从神阙上行，脐上一寸。灸五壮。

下脘　从水分上行，脐上二寸。灸五壮。

建里　从下脘上行，脐上三寸。灸五壮。

中脘　从建里上行，脐上四寸。灸七壮。一云二七壮至百壮。

上脘　从中脘上行，脐上五寸。灸五壮。

巨阙　从上脘上行，在歧骨下二寸。灸七壮。

鸠尾－名髑骭，一名尾翳　从巨阙上行一寸。禁灸，一云灸三壮。

中庭　从鸠尾上行一寸陷中。灸五壮。

膻中　从中庭上行一寸六分，横两乳间陷中。灸七壮。

玉堂－名玉英　从膻中上行一寸六分陷中。灸五壮。

紫宫　从玉堂上行一寸六分陷中，仰而取之。灸五壮。

华盖　从紫宫上行一寸六分陷中。灸五壮。

璇玑　从华盖上行一寸陷中，仰而取之。灸五壮。

天突－名玉户　从璇玑上行一寸，在结喉下三寸宛宛中。灸三壮。

廉泉－名本池，一名舌本　从天突上行，在颔下结喉上中央，舌本下，仰而取之。灸三壮。

承浆－名天池，一名悬浆　从廉泉上行，在颐前下唇棱下陷中。灸七壮。

承浆
璇玑 天突 廉泉
华盖 紫宫 玉堂 膻中
中庭
上脘 巨阙 鸠尾
中脘 建里 下脘 水分
关元 石门 气海 阴交 神阙
中极 曲骨 会阴

任脉穴图

督脉穴歌

督脉行背之中行，二十八穴始长强，

腰俞阳关入命门，悬枢脊中中枢长，

筋缩至阳归灵台，神道身柱陶道周，

大椎哑门连风府，脑户强间后顶排，

百会前顶通囟会，上星神庭素髎对，

水沟兑端在唇上，龈交上齿缝之内。

督脉二十八穴分寸

长强—名气之阴郄，一名橛骨，《灵枢》谓之穷骨，亦名骨骶 穴在脊骶骨端。督脉之别起于长强者，即绕篡后，外合太阳，循行尾闾间，伏地取之。灸三壮。

腰俞 从长强贯脊，上行二十一椎下。灸五壮。

阳关 穴在十六椎下。灸三壮。

命门—名属累 穴在十四椎下。灸三壮。

悬枢 穴在十三椎下。灸三壮。

脊中—名神宗，一名脊俞 穴在十一椎下。禁灸。

中枢 穴在十椎下。禁灸。

筋缩 穴在九椎下。灸三壮。

至阳 穴在七椎下。灸三壮。

灵台 穴在六椎下。灸三壮。

神道 穴在五椎下。灸五壮。

身柱 穴在三椎下。灸五壮。

陶道 穴在一椎下。灸五壮。

大椎—名百劳 穴在一椎之上。灸五壮。

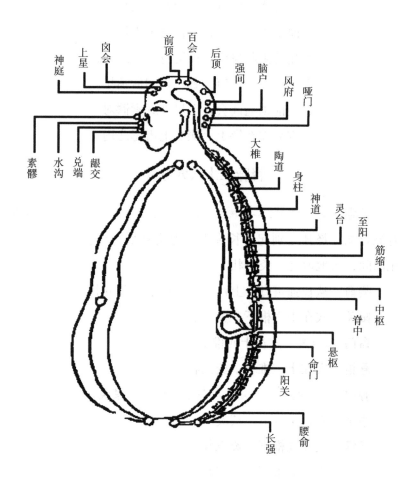

督脉穴图

哑门　穴在顶①后，入发际五分宛宛中，仰头取之。禁灸。

风府—名舌本　从哑门入发际一寸，大筋内宛宛中。禁灸。

脑户—名合颅　从风府上行一寸五分，枕骨上。禁灸。

强间—名大羽　从脑户上行一寸五分。灸五壮。

后顶　从强间上行一寸五分。灸五壮。

百会　从后顶上行一寸五分，直两耳尖顶陷中。灸五壮。一曰灸②头顶不得过七壮。

前顶　从百会前行一寸五分。灸五壮。

囟会　从前顶前行一寸五分。灸五壮。

上星—名神堂　从囟会前行一寸。灸五壮。

神庭　从上星至前发际，灸三壮。

素髎—名面王　从前发际下③至鼻端准头。前、后发际合骨度共一尺二寸。禁灸。

水沟—名人中　穴在鼻下人中陷中。灸三壮，炷如大麦。

兑端　穴在上唇端。灸三壮，炷如大麦。

龈交　穴在唇内上齿缝中。灸三壮。

冲脉穴歌④

冲脉侠脐起横骨，大气四注肓⑤俞同，

　　商石阴通幽门穴，至胸散布任流行。

---

① 顶：当作"项"。

② 灸：原缺，据《类经图翼·经络》补。

③ 下：原作"上"，据实改。

④ 冲脉穴歌：本节冲脉及后文带、阳跷、阴跷、阳维、阴维诸脉穴歌皆出于《医宗金鉴·刺灸心法要诀》"奇经八脉总歌"。

⑤ 肓：原作"盲"，据文义改，下同。

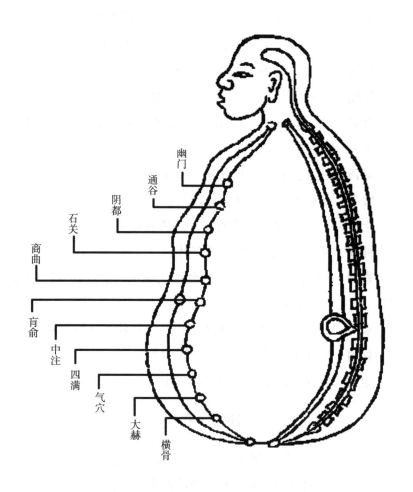

幽门
通谷
阴都
石关
商曲
肓俞
中注
四满
气穴
大赫
横骨

冲脉穴图

冲脉十一穴分寸

横骨　穴在少腹下尖阴上。

大赫、气穴、四海①**、中注、肓俞、商曲、石关、阴都、通谷、幽门**　冲脉起于足阳明，并于足少阴腹气之街，侠脐中行左右各五分，通共十一穴，每穴上行相去各一寸。任、督、冲三脉皆起于胞中，是三脉一源也。

带脉穴歌

带起少阳带脉穴，绕行五枢维道间，
京门之下居髎上，周回季胁束带然。

带脉三穴分寸

带脉　穴在足少阳经季胁之下一寸八分。

五枢　从带脉穴下三寸。

维道　从五枢下行，过肝经之章门穴下五寸三分。

足少阴别脉，入跟中，上腨②，至腘中，别走而合太阳，上至肾之气穴，穴当十四椎，内与足少阴、冲脉会，外与足少阳、带脉合，而不与冲脉偕行，出于季胁，属少阳带脉穴。

阳跷穴歌

阳跷脉起申仆阳，居髎肩髃巨骨乡，
臑俞地仓巨髎泣，终于睛明一穴强。

阳跷者，谓足太阳经之别脉也。

---

① 四海：应为"四满"之误。

② 上腨：《医宗金鉴·刺灸心法要诀》作"上腨内"。

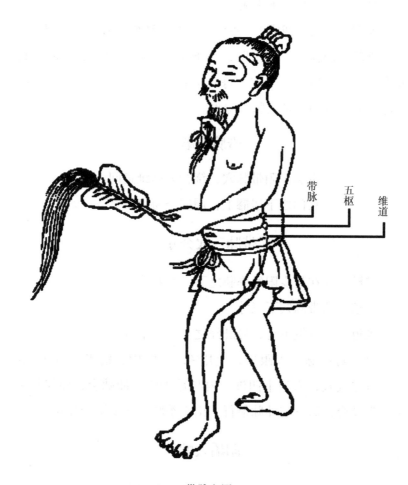

带脉　五枢　维道

带脉穴图

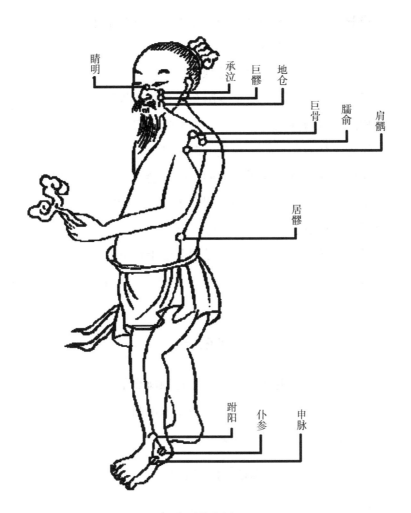

睛明　承泣　巨髎　地仓　巨骨　臑俞　肩髃　居髎　跗阳　仆参　申脉

阳蹻脉穴图

阳蹻脉十一穴分寸

申脉　穴在足太阳膀胱经，足外踝下五分陷中。

仆参　从申脉绕后跟骨下。

跗阳　从仆参又前斜足外踝上三寸。

居髎　从跗阳穴又与足少阳会于季胁软骨端下八寸三分。

肩髃　从居髎又与手阳明会于髆骨头肩端上。

巨骨　从肩髃上行，肩尖上两叉骨。

臑俞　从巨骨又与手足太阳、阳维会肩后大骨下胛上廉。

地仓　从臑俞又与手足阳明会于夹口吻旁四分。

巨髎　从地仓穴行于鼻孔旁八分。

承泣　从巨髎又与任脉、足阳明会于目下七分。

睛明　从承泣又与足太阳①、足阳明、阴蹻会于目内眦外一分。禁灸。

阴蹻穴歌

　　阴蹻起于然谷穴，上行照海交信列，

　　三穴原本足少阴，足之太阳睛明接。

阴蹻者，足少阴之别脉也。

阴蹻脉三穴分寸

然谷　起于足少阴肾经，足内踝前大骨下陷中。

照海　从然谷循内踝之下一寸是穴。

---

①　足太阳：《医宗金鉴·刺灸心法要诀》作"手、足太阳"。

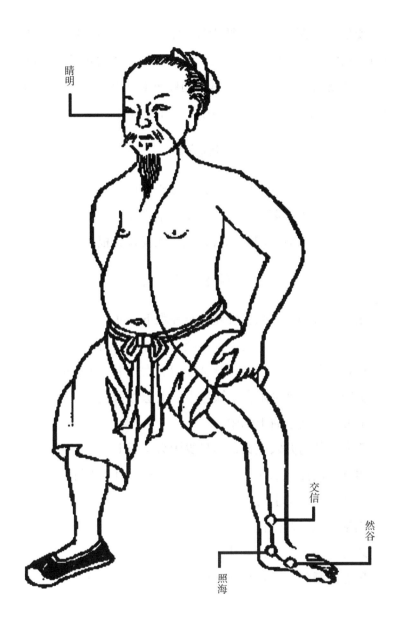

睛明

交信

然谷

照海

阴蹻脉穴图

交信　从照海穴上①循太溪穴，又郄于足内踝之上二寸。直行交信穴，从交信上循阴股，入阴而行，上循胸里，入缺盆，上出人迎之前，入頄鼻旁，属目内眦外宛宛中睛明穴，合于一阳②、阳蹻上行，气并相还，则为濡目之用矣。

阳维穴歌

阳维脉起穴金门，阳臑天髎肩井深，

本神阳白并临泣，正营脑空风池巡，

风府哑门此二穴，项后入发是其根。

阳维脉十三穴分寸

金门　穴即足太阳膀胱经之足外踝下一寸。

阳交　从金门行于足少阳胆经，足外踝上七寸。

臑俞　与手足太阳及蹻脉会于肩后大骨下，胛上廉。

天髎　与手足少阳会于缺盆中，上毖骨③际。

肩井　又会于肩上陷中。

阳白　从肩井穴上头，与足少阳会于眉上一寸。

本神、临泣　二穴从阳白上行，于目上直入发际。

正营　从临泣上行二寸。

脑空　从正营循行枕骨下。

风池　从脑空下行至耳后大筋外廉。

风府、哑门　二穴与督脉会于项后。

---

① 上：原作"下"，据实改。

② 一阳：《医宗金鉴·刺灸心法要诀》作"太阳"。

③ 毖（bì 必）骨：肩井后软骨。

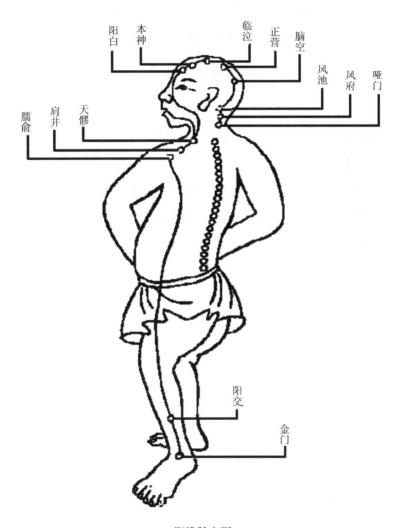

阳维脉穴图

阴维穴歌

阴维之穴起筑宾，府舍大横腹哀循，

期门天突廉舌本，此是阴维脉维阴。

阴维脉七穴分寸

筑宾　穴在足少阴肾经之足内踝后，上腨分中。

府舍　与足太阴交于少腹下，去腹中行三寸半。

大横　平脐，去中行三寸半。

腹哀　上行至乳下二肋端，缝之下二寸。

期门　又与足厥阴交于乳下二肋端缝。

天突　又与任脉交于结喉下一寸宛宛中。

廉泉　从天突穴上行，在颔下结喉上中央，舌本下。

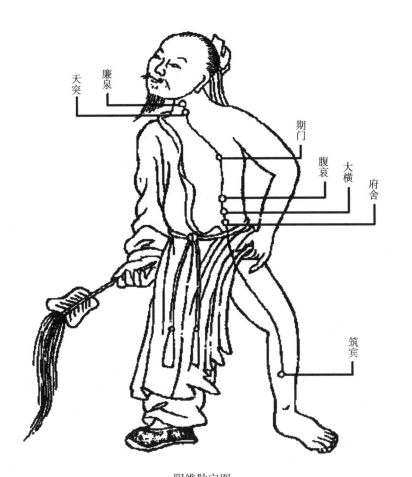

天突　廉泉　期门　腹哀　大横　府舍　筑宾

阴维脉穴图

卷之三

证治本义

夫症者，证也。取证于外，以验其中，必心无疑似，病无遁情，乃可以云治也。苟症有未明而漫为施治，其能不误人者寡矣。所以古人立四诊之法，望以证其形色，闻以证其音声，问其起居饮食而得所因，切其脉象至息而知所病，如此内外详审，皆有明证，然后从而治之，无不得心应手。故夫医之治病，必若禹之治水，疏之、瀹①之、决之、排之，顺水之性，而无庸私智穿凿为也。

凡人身之经隧，行有常度，一失其平，则阴阳不和，阴胜则阳病，阳胜则阴病，经义昭然，有条不紊。设诊治者取证未确，必至病在阴，而反灸其阳，病在阳而反灸其阴，宜灸多者反与之少，则火力不及而病不能除，宜灸少者反与之多，则火力太过而病反增剧。更有禁灸之穴，灸之损人，尤不可不慎。

昔仓公论齐文王病，引脉法曰：年二十，脉气当趋，三十当疾步，四十当安坐，五十当安卧，六十以上气当大董②。文王年未满二十，方脉气之趋也，而徐之，不应天道四时。后闻医灸之即笃，此论病之过也。故年二十，是谓易质，法不当砭灸，砭灸至气逐。又言：齐北宫司空命妇出于病，意诊其脉曰，

---

① 瀹（yuè 月）：疏导。
② 董（jǐn 谨）：同"仅"，少。一作"董"，深藏。

病气疝，客于膀胱，难于前后①，溲而溺赤，灸其足厥阴之脉，左右各一所，即不遗溺而溲清。以是知灸有所宜，亦有所不宜，在施治者具有灼见，方可为人决死生，拨乱反正，而不失为良医。然此事诚有未易言者，天有四时过、不及之气，地有东西南北、寒热燥湿之不同，人有老幼少壮、膏粱藜藿②之迥异，又有先富后贫、先贵后贱、所遇不遂所欲。病机发于隐微，治之者或同病异治，或异病同治，非生有灵敏之质，何能尽见人之五脏癥结？

《难经》曰：知一为下工，知二为中工，知三为上工。上工者，十全九，中工者，十全八，下工者，十全六。由是观之，医有脉证不明而能为人全治者乎？无有也。人所生病，奇变百出，有一病即有一名，名不正则言不顺，言不顺则事不成，古之人所以见垣一方者，无他焉，明证善治而已矣。

十二经主病经文③

手太阴病，肺胀满，膨膨而喘咳，缺盆中痛，甚则交两手而瞀④，此为臂厥。是主肺所生病者，咳，上气，喘渴⑤，烦心，胸满，臑臂内前廉痛厥，掌中热。气盛有余，则肩背痛风寒，汗出中风，小便数而欠。气虚则肩背痛寒，少气不足以息，溺色变。

手阳明大肠病则齿痛，颈肿。是主津液所生病者，目黄，

① 前后：前、后阴，此处指大小便。
② 膏粱藜藿（líhuò 离货）：指富人和穷人。膏粱，肥甘佳肴，此指代富人；藜藿，野菜，此指代穷人。
③ 十二经主病经文：本节语见《灵枢·经脉》。
④ 瞀（mào 冒）：心胸闷乱，目眩眼花。
⑤ 喘渴：气喘声粗。"渴"当作"喝"。

口干，鼽衄，喉痹，肩前臑痛，大指次指痛不用。气有余则当脉所过者热肿，虚则寒栗不复。

足阳明胃病则洒洒振寒，善呻①，数欠，颜黑，病至则恶人与火，闻木声则惕然而惊，心欲动，独闭户塞牖而处，甚则欲上高而歌，弃衣而走，贲响腹胀，是为骭厥。是主血所生病者，狂，疟，温淫，汗出，鼽衄，口蜗，唇胗，颈肿，喉痹，大腹水肿，膝膑肿痛，循膺、乳、气街、股、伏兔、骭外廉、足跗上皆痛，中指不用。气盛则身以前皆热，其有余于胃，则消谷善饥，溺色黄。气不足则身以前皆寒栗，胃中寒则胀满。

足太阴脾病，舌本强，食则呕，胃脘痛，腹胀善噫，得后与气则快然如衰，身体皆重。是主脾所生病者，舌本痛，体不能动摇，食不下，烦心，心下急痛，溏瘕泄，水闭，黄疸，不能卧，强立股膝内肿厥，足大趾不用。

手少阴心病，嗌干，心痛，渴而欲饮，是为臂厥。是主心所生病者，目黄，胁痛，臑臂内后廉痛厥，掌中热痛。

手太阳小肠病，嗌痛，颔肿，不可以顾，肩似拔，臑似折。是主液所生病者，耳聋，目黄，颊肿，颈、项②、肩、臑、肘臂外后廉痛。

足太阳膀胱病则冲头痛，目似脱，项如拔，脊痛，腰似折，髀不可以曲，腘如结，踹如裂，是为踝厥。是主筋所生病者，痔，疟，狂，癫疾，头囟项痛，目黄泪出，鼽衄，项、背、腰、尻、腘、踹、脚皆痛，小趾不用。

足少阴肾病，饥不欲食，面如漆柴，咳唾则有血，喝喝而

① 呻：《灵枢·经脉》作"伸"。
② 项：《灵枢·经脉》作"颔"。

喘，坐而欲起，目肮肮①如无所见，心如悬若饥状，气不足则善恐，心惕惕如人将捕之，是为骨厥。是主肾所生病者，口热，舌干，咽肿，上气，嗌干及痛，烦心，心痛，黄疸，肠澼②，脊股内后廉痛，痿厥，嗜卧，足下热而痛。

手厥阴心包络病，手心热，臂、肘挛急，腋肿，甚则胸胁支满，心中憺憺大动，面赤目黄，喜笑不休。是主脉所生病者，烦心，心痛，掌中热。

手少阳三焦病，耳聋，浑浑焞焞③，嗌肿喉痹。是主气所生病者，汗出，目锐眦痛，颊肿④，耳后、肩臑、肘臂外皆痛，小指次指不用。

足少阳胆病，口苦，善太息，心胁痛，不能转侧，甚则面微有尘，体无膏泽，足外反热，是为阳厥。是主骨所生病者，头痛，颔痛，目锐眦痛，缺盆中肿痛，胠⑤下肿，马刀侠瘿，汗出振寒，疟，胸胁、肋、髀、膝外至胫、绝骨、外踝前及诸节皆痛⑥。

足厥阴肝病，腰痛不可俯仰，丈夫㿗疝，妇人少腹肿，甚则嗌干，面尘脱色。是主肝所生病者，胸满，呕逆，飧泄，狐疝，遗溺，闭癃。

---

① 肮（huāng 荒）肮：目不明。

② 肠澼（pì 辟）：肠间水鸣，泄泻。"澼"原作"癖"，据《灵枢·经脉》改。

③ 浑浑焞（tūn 吞）焞：听觉不敏、反应迟钝貌。

④ 肿：《灵枢·经脉》作"痛"。

⑤ 胠：《灵枢·经脉》作"腋"。

⑥ 外踝前及诸节皆痛：《灵枢·经脉》此后有"小指次指不用"。

奇经八脉主病经文

督脉主病，实则脊强，虚则头重。王叔和以为腰背强痛，不得俯仰，大人癫病，小儿风痫。尺寸中央三部皆浮，且直上直下，为强长之象，故主外邪。

任脉主病，男子内结七疝，女子带下瘕聚。王叔和以为少腹绕脐引阴中痛，又曰：寸口脉丸丸，主腹中有气如指，上抢心，俯仰①，拘急，紧细实长者，寒而气结也。

冲脉主病，《灵枢》曰：冲脉血盛，则渗灌皮肤，生毫毛。女子数脱血，不营其口唇，故髯须不生。宦者去其宗筋，伤其冲脉，故须亦不生。越人曰：冲脉为病，逆气而里急，或作躁热，皆冲脉逆也。王叔和曰：冲督用事，则十二经不复朝于寸口，其人必恍惚狂痴。

阳跷脉主病，越人曰：阴缓而阳急。王叔和注云：当从外踝以上急，内踝以上缓。又曰：寸口②前部左右弹者，阳跷也，苦腰背痛，癫痫僵仆，恶风，枯③，痿痹，体强。

阴跷主病，越人曰：阳缓而阴急。王叔和注云：当从内踝以上急，外踝以上缓。又曰：寸口脉后部左右弹者，阴跷也，苦癫痫，寒热，皮肤淫痹，少腹痛，里急，腰及髋窌④下连阴痛，男子阴疝，女人漏下。

带脉主病，越人曰：腹满，腰溶溶如坐水中。《明堂》⑤

---

① 俯仰：《脉经》作"不得俯仰"。
② 寸口：《图注难经脉诀》作"寸口脉"。
③ 枯：《图注难经脉诀》"偏枯"。
④ 窌：同"髎"。
⑤ 明堂：或指《明堂人形图》，唐代甄权著，已佚。

曰：女人少腹痛，里急，瘈疭，月事不调，赤白带下。

阴维脉主病，王叔和云：苦癫痫，僵仆，失音，肌肉皮①痒，汗出，恶风，身洗洗然也。又曰：阴维脉，沉大而实，主胸中痛，胁下满，心痛，脉如贯珠者。男子胁下实，腰中痛，女阴中痛，或有疮。

阳维脉主病，王叔和曰：苦肌肉痹痒，皮肤痛，下部不仁，汗出而寒，癫仆羊鸣，手足相引，甚者不能言②。张洁古曰：卫为阳，主表，阳维受邪，为病在表，故作寒热。营为阴，主里，阴维受邪，为病在里，故苦心痛。阴阳相维，则营卫和谐，营卫不谐，则怅然失志，不能自收持矣。

伤寒脉证

汉张仲景先师，通《内经》精义，抉其奥旨，著《伤寒论》，脉证详明，立法制方，条分缕悉。

如太阳病，发热恶寒，头项痛，腰脊强，恶心，拘急，体痛，骨节疼，则知是太阳经表症，标病也。若加发热烦渴，小便不利，则知是太阳腑病，经传里症，本病，热结膀胱也。若或有汗，恶风，不恶寒，则知是伤风而非伤寒也。其脉浮紧有力为伤寒，浮缓无力为伤风，其要在脉，静为不传，脉躁盛为欲传也。伤风脉当浮缓而反紧盛者，其证热盛而烦，手足皆温，则知是伤风而得伤寒脉，躁盛为传也。伤寒脉当浮紧而反浮缓者，其证不烦，少热，四肢厥冷，则知是伤寒元气虚而得伤风脉也。若或身热恶寒，头疼，而脉反沉，则知是太阳得少阴脉

---

① 皮：《图注难经脉诀》作"痹"。
② 不能言：《图注难经脉诀》作"失音不能言"。

也。若无头痛，但有身热恶寒，而脉沉，则知病还在少阴经也。

如阳明病身热微恶寒，头额目痛，鼻干，不眠，则是阳明经表症，标病也。若皆身热，烦渴欲饮，汗出恶热，则知是阳明传里证，本病也。若潮热自汗，谵语，发渴，不恶寒反恶热，揭去衣被，扬手掷足，或发癍黄，狂乱，大便燥实不通，或手足乍温乍冷，腹满硬痛，喘急，则知是正阳明胃腑传里，本实病也。其脉微洪为标，洪数为本，沉数为实也。

如少阳病头角痛，目眩，胸胁痛，耳聋，寒热，呕而口苦，心下满闷，则知是少阳经病也，其脉乃弦数焉。

如太阴病身体壮热，腹痛，咽干，手足温，或自利不渴，则知是阳经热邪传太阴经，标病也。若加燥渴，腹满，身目黄，小水赤，大便燥实不通，则知是太阴经传，本病也。若初病起，头不疼，口不渴，身不热，怯寒手冷，中脘腹满痛，吐泻，小便清白，或呕哕，则知是太阴经直中，本病也。若初病起，无热，不渴，止有胸膈膜胀满，面唇皆无光泽，或呕，胸急痛，手足冷，自觉不舒快，少情绪，则知是太阴经饮食生冷，伤于脾胃而为内伤寒也。其脉沉缓为标，沉实为本，沉细直中也。其内伤寒亦沉细焉。

如少阴病引衣踡卧而恶寒，或舌干口燥，谵语，发渴，大便不通，则知是阳经热邪传少阴，标病。若或身热面赤，足冷，脉沉，则知是肾经自受夹阴伤寒，标与本俱病也。若加烦躁，欲坐卧泥水中，虽欲饮而不受，面赤，脉沉，足冷，则知是阴极发躁，本病也。若身热，面赤，足冷，烦躁欲饮，揭去衣被，脉数大无力，则知是虚阳伏阴，标与本病也。若初病起，头不疼，口不渴，身不热，就便怕寒，厥冷踡卧，或脐腹痛而吐泻，或战栗，面如刀刮，则知是肾经直中，本病也。若无热恶寒，面色青，小腹绞痛，足冷，脉沉，踡卧，不渴，或吐利，甚则舌卷囊缩，昏沉不省，手足指甲皆青，冷过肘膝，心下胀满，汤药不受，则知是肾经夹阴中寒，本病也。若身①面赤，足冷，脉沉，身疼痛，下利清谷，则知是阴利寒证，俗呼漏底者也。其脉沉实有力，为阳经热邪传入少阴，标病也。脉沉细无力，为直中寒证，数大无力，为虚阳伏阴，其夹阴伤寒、阴极发躁，脉皆沉也。

如厥阴病发热恶寒似疟状，则知是阳经热邪传入厥阴经，标病也。若烦满，囊缩，消渴，舌卷，谵妄，大便不通，手足乍温乍冷，则是阳经热邪传入厥阴经，本病也。若初病起，头不疼，口不渴，身不热，就便怕寒，四肢厥冷，或小腹至阴疼痛，或吐泻，体痛，呕哕涎沫，甚则手足指甲、面唇皆青，冷过肘膝，舌卷，囊缩，则知是厥阴经直中，本病也。其脉浮缓为标，沉实有力为本，微细无力或伏绝为直中也。此六经之脉证，有标有本，临症明辨，学者宜尽心焉。

两　感

张介宾曰：病有两感于寒者，一日则太阳与少阴表里俱病，凡头痛，发热恶寒者，邪在表，口干而渴者，邪在里。二日则阳明与太阴表里俱病，凡身热，目痛，鼻干，不眠者，邪在表，腹满不欲食者，邪在里。三日则少阳与厥阴俱病，凡耳聋，胁痛，寒热而呕者，邪在表，烦满囊缩而厥，水浆不入，邪在里。凡两感者，或三日或六日，营卫不行，脏腑不通，昏不知人，

---

① 身：《古今图书集成·医部全录》卷三百四十五作"身热"。

胃气乃尽，故当死也①。拯救之计，但当辨其缓急，或解其外，或和其中，或因虚固本，使元阳不败，孰先孰后，临症酌宜，不可凿言方治也。

两感者，本表里之同病，今见有少阴先溃于内，而太阳继之于外，即纵情肆欲之两感也。太阴受伤于里，而阳明重感于表者，即劳倦竭力，饮食不调之两感也。厥阴气逆于脏，少阳复病于腑者，即七情不慎，疲筋败血之两感也。

合 病

张介宾云：合病者，乃二阳三阳同病，病之相合者也。如初起发热恶寒，头痛者，此太阳之症，而更兼不眠，即太阳阳明合病也。若兼呕恶，即太阳少阳合病。若发热不眠呕恶者，即阳明少阳合病也。若三者俱全，便是三阳合病。其病同，故必辨其脉证犯何逆，然后得以法而治其逆也。

过经不解

伤寒证以七日为一候。仲景云：太阳病，头痛至七日以上自愈者，以行其经尽故也，即《内经》七日太阳病衰，头痛少愈之旨也。喻昌云：过经不解者，由七八日以后，至十三日已后，病过一候、二候，犹不痊解也。然邪在身中日久，势必结聚于三阳，太阳为多，少阳次之，阳明又次之，及至三阴，则生死反掌，不若此之久持矣。

---

① 病有……故当死也：语见《景岳全书·伤寒典》。

伤寒忌灸

太阳病，以火劫汗①，邪风被火热，血气流溢，失其常度，两阳相熏灼，其身发黄，云云。

太阳病二日，反躁，反熨其背，而大汗出，大②热入胃，胃中水竭，躁烦必发谵语，云云。

太阳病，以火熏之，不得汗，其人必躁，到经不解，必圊血，名为火邪。

微数之脉，慎不可灸。

脉浮宜以汗解，用火灸之，邪无从出，因火而盛。

伤寒宜灸

少阴病，得之二三③日，口中和，其背恶寒者，当灸之。常器之④云：足太阳膈关二穴，专灸背恶寒，其背在第七椎下，两旁相去各三寸陷中，正坐取之，灸五壮。

少阴病，吐利，手足不厥冷反发热者，不死；脉不至，灸少阴七壮。常器之云：当灸少阴太溪二穴。《经》曰：肾之原，出于太溪，其穴在内踝后，跟骨动脉陷中。

少阴病，下利，便脓血者，可刺。常器之云：可刺足少阴幽门、交信二处。郭雍⑤曰：可灸。考幽门二穴，在鸠尾下一寸，巨阙两旁各五分陷者中，治泻利脓血，刺五分，灸五壮。

① 以火劫汗：《伤寒论·辨太阳病脉证并治》作"以火劫发汗"。
② 大：《伤寒论·辨太阳病脉证并治》作"火"。
③ 二三：《伤寒论·辨少阴病脉证并治》作"一二"。
④ 常器之：名颖士，宋代医家。
⑤ 郭雍：字子和（1106—1187），宋代易学家、医家，著《伤寒补亡论》。

交信二穴在内踝上二寸，少阴前太阴后廉筋骨间，治泻利赤白，刺四分，留五呼，灸三壮。

少阴病，下利，脉微涩，呕而汗出，必数更衣，反少者，当温其上，灸之。常器之云：灸太冲。郭雍云：灸太溪。此穴皆不治呕而汗出，里急下利，惟幽门主治。干哕呕吐，里急下利，亦当灸幽门为是。

伤寒六七日，脉微，手足厥冷而烦躁，灸厥阴。厥不还者，死。常器之云：可灸太冲，以太冲二穴为足厥阴之所注。凡病，诊太冲脉可决人之生死，其穴在足大趾本节后二寸，跗间陷者中，动脉应手是其穴也。灸三壮。

伤寒脉促，厥逆者①，可灸之。常器之云：太冲穴，前条手足厥逆灸太冲，此条亦手足厥逆，亦当灸太冲。

伤寒头痛身热　灸

二间　合谷　神道　风池　期门　间使　足三里

伤寒汗不出，目红，耳聋，胸痛，颔肿，口禁②　灸

侠溪　复溜

伤寒发热，烦躁，口干　灸

曲泽　阴窍

呕吐气逆

曲泽

手足逆冷

大都

---

① 厥逆者：《千金翼方·卷十》作"手足厥逆者"。

② 禁：同"噤"。

遍身发热

百劳

发狂

百会　间使　复溜　阴谷　足三里

阴症

期门　间使　气海　关元

声哑

天突　期门　间使

耳聋

肾俞　偏历　听会

小便闭

阴谷　关元　阴陵泉

舌卷囊缩

天突　廉泉　肾俞　合谷　复溜　然谷　血海

腹胀

太白　复溜　足三里

余热

曲池　间使　后溪

妇人热入血室

期门

中风证略

《经》曰：风为百病之长，善入数变①。其中人也，有中腑、中脏、真中、类中之不同；后之论治者，有主痰、主火、主气虚之各异。要求其所自，无不由中气之虚，外邪乃得乘其虚而袭之。

真中之症，西北方风高往往有之，故客于脉者，则为厉风；客于脏腑之俞，则为偏风；风气循风腑②而上，则为脑风；自脑户而合于太阳，则为目风；饮酒汗出见风，则为漏风；入房汗出当风，则为内风；入于肠胃，则为肠风；外客腠理，则为泄风。其名不同，其治亦异。

类中者，状如中风，但无痛苦寒热，而肢节忽废，神气言语倏忽失常。此非外风所致，乃肝邪风木所化，戕贼中土，故忽然卒倒，昏不知人，口眼歪僻，痰涎上壅。甚则口开心绝，手撒脾绝，目合肝绝，遗尿肾绝，声如鼾睡肺绝，五症全者，死不治。又见有吐沫，直视，面色如妆者，肉脱筋痛者，不治。若非预防于平时，而欲图功于末路，则幸而生全者，良亦苦矣。

---

① 风为百病之长，善入数变：《素问·风论》有"风者，善行而数变"，"故风者，百病之长也"。《医学入门·杂病提纲》作"风为百病长，善行数变"。

② 风腑：《素问·风论篇》作"风府"。

中风灸穴①

气塞痰涌，昏危不省人事

百会　风池　大椎　肩井　间使　曲池　足三里　肩髃　环跳　绝骨

手足挛痹，心神昏乱　将有中风之候，不论是风与气，可依次灸此则愈。

合谷　风市　昆仑　手三里　关元　丹田

卒中风

神阙　凡卒中风者，此穴最佳。罗天益②云：中风服药，只可扶持，要收全功，灸火为良。盖不惟追散风邪、宣通血脉，其于回阳益气之功，真有莫能尽述者。

风痫

前神聪　去前顶五分，自神庭至此穴共四寸，灸三壮。

后神聪　去百会一寸，灸三壮。

口禁不开

机关　在耳下八分近前。《千金翼》云：凡中风口禁不开，灸此二穴五壮即愈。一云灸

颊车　承浆　合谷

偏风半身不遂，左患灸右，右患灸左

肩髃　肩井　百会　客主人　承浆　地仓　三里③　三间

---

① 中风灸穴：本节语本《类经图翼·诸证灸法要穴》，后节诸病证治也多出此。

② 罗天益：字谦甫（1220—1290），元代医学家，著《卫生宝鉴》。

③ 三里：《类经图翼·针灸要览》作"手三里"。

二间　阳陵泉　阳辅　口㖞列缺　风市　曲池　环跳　足三里
绝骨　昆仑

　　手足髓孔　《千金》云：手髓孔在腕后尖骨头宛宛中，足髓孔在足外踝后一寸，俱主治痿追风①、半身不遂，灸百壮。

口眼㖞斜

　　颊车　地仓　水沟　承浆　听会　合谷

　　凡口㖞向右者，是左脉中风而缓也，宜灸左㖞陷中二七壮；㖞向左者，是右脉中风而缓也，宜灸右㖞陷中二七壮，炷如麦粒。

暗哑

　　天突　灵道　阴谷　复溜　丰隆　然谷

戴眼

　　神庭　脊骨三椎　五椎

　　各灸五七壮齐下火，立效。

瘫痪

　　肩髃　合谷　曲池　环跳　风市　足三里　绝骨　阳陵泉
昆仑　肩井　中渚　阳辅

角弓反张

　　百会　神门　间使　仆参　命门

风痹不仁

　　天井　尺泽　少海　阳辅　中渚　环跳　太冲

预防中风

　　风池　百会　曲池　合谷　肩髃　风市　足三里　绝骨　环跳

---

　　①　痿追风：《备急千金要方·卷八》作"猥退风"。

厥逆证略

厥者，四肢厥冷；逆者，气血逆乱。夫人厥则阳气并于上，阴气并于下。《生气通天论》曰：阳气者，烦劳则张，精绝，辟积于夏，使人煎厥；大怒则形气绝，而血菀于上，使人薄厥。《大奇论》曰：脉至如喘，名曰暴厥。

厥逆一症，《内经》特重而详言之，如云卒厥、暴厥，皆厥逆之总名也。如云寒厥、热厥，分厥逆之阴阳也；连经、连脏，论厥逆之生死也。再若诸经脏腑之辨，又极明显。后世又有气厥、血厥、酒厥、痰厥、色厥、食厥，无非本之经义。仲景《伤寒》论厥逆与《内经》有异，脏厥、蛔厥皆伤寒症也。《内经》之厥重在元气，故热厥当补阴，寒厥当补阳。《伤寒》之厥辨在邪气，故寒厥宜温，热厥可攻也。二者不可不察。至若尸厥一症，乃外邪卒中之恶候，凡四时不正之气及山魔、土煞、五尸、魔魅之属皆是也，犯之者忽然手足厥冷，肌肤寒栗，面目青黑，精神不守，或口噤妄言，痰涎壅塞，或头旋晕倒，不省人事，即名飞尸。卒厥宜用针法，若用艾灸，则莫如秦承祖灸鬼法及华佗救阳脱法为妙。

厥逆灸治

暴厥冷逆

气海　肾俞　肝俞　阳溪　人中　膻中　百会

一法以绳围男左女右臂腕，将绳从大椎向下度至脊中，绳头尽处是穴，灸二十一壮。尸厥灸此亦妙。

尸厥卒倒气脱

百会　人中　合谷　间使　气海　关元

扁鹊治虢太子疾，取三阳五会，更熨两胁下即苏。

肾厥头痛，筋挛，不嗜卧

关元灸百壮

卒忤

肩井　巨阙　水沟小炷三壮　神门小炷三壮　又灸中恶等症其穴在乳后三寸，男左女右灸之。

阴厥胫直

照海　阳陵泉

鬼魅狐惑

鬼哭穴　取将手两大指相并缚定，用艾炷于两甲角反甲后肉四处骑缝，着火灸之，则患者哀告"我自去"为效。

面青腹痛，呕吐泻利，舌卷囊缩，手指甲唇青，心下结硬胀满，冷汗不止，四体如冰，厥逆昏沉，不省人事，脉伏绝者。

气海　穴在脐下一寸五分。

丹田　穴在脐下二寸。

关元　穴在脐下三寸。

用大艾炷灸二七壮，得手足温暖、脉至、知人事、无汗要有汗出即生；不暖、不省、脉不至者，死。

中暑神昏

症见卒倒无知，名曰暑风。大率有虚实两途。实者，痰之实也，平素积痰充满经络，一旦感召盛暑，痰阻其气，卒倒流涎，此湿暍①合病之最剧者也。宜先吐其痰，后清其暑，犹易

---

① 暍（yē喧）：暑热。

为也。虚者，阳之虚也，平素阳气衰微不振，阴寒久已用事，一旦感召盛暑，邪凑其虚，此湿暍病得自虚寒者也。宜回阳药中兼清其暑，最难为也。

丹溪谓：夏令火盛之时，烁石流金，何阴寒之有？此其见偏主于热，治宜清凉，灸法似不可用，然亦不尽然也。天有非时之气，人即有非时之病，如夏行秋令，冬行春令，寒时得热症，热时得寒症，往往有之。况盛暑之气，外阳而内阴，中之者卒暴面垢、冷汗出、手足微冷，或吐或泻，或喘或满，甚至不省人事。宜灸：

百会　中脘　三里　脾俞　合谷　人中　阴谷　三阴交

冒暑霍乱

百劳　委中　合谷　曲池　三里　十宣

首部证略

人之有首，犹山之有巅，以其高出众体之上，为诸阳之总会也。《灵枢》曰：明堂者，鼻也；阙者，眉间也；庭者，颜也；蕃者，颊侧也；蔽者，耳门也。又曰：肺气通于鼻，心气通于舌，肝气通于目，脾气通于口，肾气通于耳。五脏不和，则七窍不通，故凡人之疾病吉凶，无不上见于面。观其色之胜复生克，即知其病之轻重浅深。《经》曰：赤色出颧，大如拇指者，病虽小愈，必卒死。黑色出于庭，大如拇指，必不病而卒死。庭者，南方火位，黑乃北方水色，水来克火，是阳神已离其所舍，将何以固其生乎？颧之左为肝，颧之右为肺，其骨属肾，病小愈而两颧见赤色，是为木火自焚，水干金铄，败于内必形诸外，知其卒死也必矣。

若满面通红气盛者，属阳；若两颧鲜赤，如指如缕，而余地不赤者，阴虚也。面色白者为气虚，白兼淡黄而气不足者，必失血；面白色枯，气血俱败；面青兼白为阳虚阴胜；面黄润而微赤者，湿热；面黄而兼青者，此木邪犯土，多不可治。久病面转黄苍，此欲愈也；久病面色如煤不开者，终不吉也。面色青苍者，主疼痛。平人面色如灰尘，眼下青黑者，必将有重病。女人面色青者，主肝强脾弱，经络不调。女人颧颊鲜红，名带桃花，此阴中有虚火，多淫而无子，是皆病之不在面，而色著于面也。

至若首之头脑七窍，各自见病，逐一详别而类汇之于后。

头痛。《内经》所谓脏腑经脉之气逆，上乱于头之清道，致真气不得运行，壅遏经隧而痛者也。如因风木痛者，则抽掣、恶风，或有汗而痛；因暑热痛者，或有汗，或无汗，则皆恶热而痛；因湿而痛者，则头重，遇天阴尤甚；因痰饮而痛者，亦头昏重，愦愦①欲吐；因寒而痛，绌急、恶寒；更有气虚而痛者，遇劳则甚，其脉大；有血虚而痛者，善惊惕，其脉芤。诊头痛者，审久暂，明表里，因证而详辨之，不可执也。仲景《伤寒论》则惟三阳有头痛，厥阴亦有头痛，而太少二阴则无之。其痛亦各有所主，太阳在后，阳明在前，少阳在侧，厥阴之脉会于巅，则巅顶痛，此又外感之所当辨者。至若内伤，则足六经及手少阴少阳皆有之，又不得以三阳为拘矣。东垣壮岁病头痛，每发时两颧尽黄②，眩晕目不欲开，懒于言语，身体沉重，兀兀③欲吐，数日方过。洁古老人曰：此厥阴、太阴合而为病，名曰风痰，为之灸侠溪二穴各二七壮，不旬日愈。

---

① 愦（kuì 溃）：昏乱貌。
② 两颧尽黄：《兰室秘藏·卷中》作"两颊青黄"。
③ 兀兀：昏沉貌。

头风、眩晕、偏头痛。《素问》所言头疼巅疾，下虚上实，过在足少阴、巨阳，甚则入肾。徇蒙招尤①，目眩耳聋，下实上虚，过在足少阳、厥阴，甚则入肝。下虚者，肾虚也，故肾虚则头痛。上虚者，肝虚也，故肝虚则头晕。徇蒙者，如以物蒙其首，招摇不定，目眩耳聋，皆晕之状也。风气循风府而上，则为脑风。新沐中风，为首风。头半边痛，鼻塞不闻香臭，常流清涕，时作臭气，谓之偏头风，左属风，又为血虚，右属痰，又为热。若头痛起核块，声如雷鸣，则谓之雷头风。头肿大如斗，则谓之大头风，是天行时疫也，阳明受邪，首面大肿也。又天门真痛，上引泥丸，谓之真头痛，死，不治。若心肝壅热，上攻目睛，则头目皆痛，胸膈风痰上攻者亦然。

眼目有五轮八廓之别。五轮应五行，金精结为气轮，木精结为风轮，火精结为血轮，土精结为肉轮，水精结为水轮。八廓应八卦：乾居西北，络通大肠之府，故曰传道廓；坎正北方，络通膀胱之府，故曰津液廓；艮位东北，络通上焦之府，故曰会阴廓；震正东方，络通胆府，故曰清净廓；巽位东南，络通中焦之府，故曰养化廓；离正南方，络通小肠之府，故曰胞阳廓；坤位西南，络通胃府，故曰水谷廓；兑正西方，络通下焦之府，故曰关泉廓。此由脏府配合与《内经》相发明也。邪中于项，因逢其身之虚，其入深，则随眼系以入于脑，入于脑则脑转，脑转则引目系急，目系急则目眩以转矣。《脉度》篇曰：蹻脉气不荣，则目不合。《决气》篇曰：气脱者，目不明。又言：目痛者，白眼赤脉，法于阳，瞳子黑眼，法于阴。风热上攻为阳症，见红肿、重生翳膜。精气内损为阴症，目昏涩、眩

---

① 徇蒙招尤：眩晕动摇。

晕甚，成内障。若青盲，又与内障有异，并无红肿赤痛、翳膜等症，而但视不见物，是乃六腑幽邃之源，郁遏灵明，不得发露，失神胆涩病也。人见其目如平人，珠青如故，只自有目如无目耳，故曰青盲。又迎风赤烂眼症，见风则赤烂，无风则否，与风弦赤烂入脾络之深者不同。凡治目灸法，《景岳》载取诸穴最良。

耳聋症。有因诸经之火壅塞清道，有因恚怒忧郁肝胆气逆，有因风寒外感乱其营卫，有因惊损窍闭，或患聤耳溃脓不止而坏其窍者，有因年哀①或病后或劳倦过度者。辨其在经在脏、暴聋久聋，在经暴聋者易治，在脏久聋者难治。

鼻为肺窍，若七情内郁，六淫外侵，或饮食劳倦，则肺气不宣通，清道壅塞而为病矣。故鼻中肉赘，臭不可近，痛不可摇，是为痔瘜，由阳明执②滞留结而然。《经》曰：胆移热于脑，则辛频鼻渊。鼻渊者，浊涕下不止也，故又名脑漏，治之宜早，久则难愈。

齿牙病。上牙属足阳明，下牙属手阳明。牙痛者，湿热蓄于肠胃，而上壅于经。虫痛者，由肥甘湿热化生牙虫，以致蚀损蛀空，牙败而痛。肾虚牙痛者，其病不在经而在脏，所谓肾衰则齿豁，精固则齿坚是也。又牙缝出血不止，固属胃火，然亦有阴虚于下格阳于上，误作火治，必至不救。

颊唇病。颊属手足少阳三焦胆、手太阳小肠、足阳明胃，又属足厥阴肝。颊因风落，少阳病也，人有欠伸，颊车蹉脱，口开不能合，醉以酒，乘睡以皂角末搐鼻，嚏透则正。唇病属

---

① 哀：《景岳全书·杂证谟》作"衰"。
② 执：疑为"热"。

神灸经纶

一二〇

脾，燥则干，热则裂，风则瞤，寒则揭，唇有缓纵下垂者，脾下也，脾气不能振举，故下缓不休。

咽喉。喉主纳气，气从金化，变动为燥，燥则涩，涩则闭塞而不仁，故在喉谓之痹。咽主纳食，从土化，变动为湿，湿则泥，泥则壅胀而不通，故在咽谓之肿。痹者，喉中不通，言语不出，而天气闭塞也。肿痛者，不能纳唾与食，而地气闭塞也。喉癣多虚火，游行无制，阴气大虚，阳气飞越，虚损人见此，为海枯津竭，甚为危候。

舌病。《灵枢》曰：足太阴是动则病舌本强。孙景思①云：舌者，心气之所主，脾脉之所通，二脏不和，风邪中之，则舌强不能言，壅热攻之，则舌不能转。伤寒热毒攻心与伤寒病后失于调摄，则舌纵不收。又曰：舌者，声音之机也，人有风寒外感、火郁于内而气闭失音者，有气血内亏、水干金燥而久嗽音哑者，暂病失音易治，久病致喑难治。若夫叫号歌哭，热极饮冷，或暴吸风寒，则又当别论。

头项强痛。《经》云：诸痉项强，皆属于湿。又足少阳之脉从耳后入耳中，其支者，加颊车，下颈，合缺盆。手三阳脉俱与耳颊相通，故颈强颊肿引耳痛，多由邪客三阳经络。颈漏者，颈上有孔，或肿或不肿，或痛或不痛，时流水或脓血，是有虚寒，有邪热，当与瘰疬参治。

首部证治

头痛

百会　囟会　丹田　气海　上星　神庭　曲差　后顶　率

---

①　孙景思：不详其人，待考。《经络全书》（明朝沈子禄、徐师曾撰）引其语。

谷　风池

上穴择灸一穴即可。

偏头痛

风门　通里　列缺　脑空

头风眩晕，久痛不愈

阳溪　丰隆　解溪　发际 穴在眉上三寸，灸三壮

偏正头疼

脑空　风池　列缺　太渊　合谷　解溪

头面肿

陷谷　厉兑

目眩不能闭

脑空　解溪　通里　地仓

头目痛

外关　后溪

目痛红肿不明

合谷　二间　肝俞　足三里

目昏生翳

角孙　足三里

青盲眼

肝俞　胆俞　肾俞　养老　商阳　光明

风烂眼

肝俞　胆俞　肾俞　绝谷①　光明

耳聋

肾俞　窍阴　上星风聋二七壮　翳风痛聋七壮　听宫　外关
偏历　合谷　阳维穴在耳后，引耳令前，弦上是穴，《千金》治耳风雷
鸣，灸五十壮

耳暴聋

液门　足三里

聤耳

听宫　颊车　合谷

鼻瘜鼻痔

上星流清浊涕　囟会　百会　风池　人中　大椎　通天左鼻
灸右，右鼻灸左，左右病俱灸，灸后当去一块形如朽骨，其瘼自愈，灸炷如
小麦大，七壮

鼻渊

上星　曲差　风门　合谷

鼻塞

囟会　上星　风门
囟会一穴，自七壮至七七壮，灸至四日渐退，七日愈。

口齿疳蚀生疮

承浆

---

① 绝谷：《类经图翼·针灸要览》作"腕骨"。

齿牙痛

承浆　颊车耳垂下尽骨上是穴，三壮如神　肩髃随左右灸之　列缺七壮，立止　太渊风牙痛　鱼际　申脉　二间　阳谷上牙痛　合谷　阳溪　液门　三间下齿痛，七壮　足三里上齿痛，七七壮　太溪　内庭下牙痛　地仓　昆仑

肾虚牙痛，出血不止

颊车　合谷　足三里　太溪

眼目诸疾

足三里　三间　二间

落颊风

率谷三壮，炷宜小

颊肿

地仓

唇缓不休

地仓

喉痹喉癣

通里　然谷　厉兑　窍阴

舌纵

阴谷

舌强

窍阴

失音不语

灵道

暴喑声哑

通里

咽喉肿痛

阳溪　少海　液门外肿三壮

颈项颊肿引耳痛

前谷　阳谷

颈漏

临泣灸三壮。一曰禁灸

中身证略

中身者，外而胸胁腹背腰脐，内而五脏六腑，一有所病，统属于中。

原其病之所起，必有所因。外因者，由于春之风、夏之热暑、长夏之湿、秋之燥、冬之寒也。当其时而至，则为正气，非其时而至，或过盛，则为淫邪。凡此六淫为病，皆属外因。亦有因于八风相感，如冬至日正北大刚风，立春日东北凶风，春分日正东婴儿风，立夏日东南弱风，夏至日正南大弱风，立秋日西南谋风，秋分日正西刚风，立冬日西北折风，应时而至主生，养万物，不应时而至主杀，害万物。若人感受，内生重病，外生痈疽。凡此八风为病，亦属外因，故曰外因六淫、八风感也。内因者，起于耳听淫声，眼观邪色，鼻闻恶臭，舌贪滋味，心思过度，意念妄生，皆损人神，凡此六欲为病，皆属内因。又有喜过伤心，怒过伤肝，思过伤脾，悲过伤肺，恐过伤肾，忧久则气结，卒惊则气缩，凡此七情为病，亦属内因。故曰内因，六欲共七情也。不内外因者，由于饮食不节，起居不慎。过饮醇酒则生火，消灼阴液，过饮茶水则生湿停饮，过食五辛则损气血，伤饥失饱则伤脾胃，凡此皆饮食之致病也。昼日过劳，挑轻负重，跌扑闪坠等类，损其身形，夜不静息，强力入房，劳伤精气，凡此皆起居之致病也。其有起于膏粱厚味者，多令人荣卫不从，火毒内结；起于藜藿薄食者，多令人肾气不充，气血亏少，凡此亦属不内外因也。夫民病百千变化，其受病之原，皆不出于三因。兹集前后证略数则，非三因之外别有致病之由，盖以病有类集，治有攸分，故为辨别科条，缕析名目，逐症分疏于后，俾施治者明于辨症而无所疑惑焉。

胸为肺分，心、脾、肾、肝、胆、包络七经之筋脉俱上至胸。胸满短气，阳实喘促不卧，虚满则心下痞而不痛。胸痛者，多属肝之虚，痛引胁背，肝实不能转侧，善太息，余经能令胸满短气而亦不痛。仲景云：胸痹，心下①痞，留气结在胸，胸满胁下逆抢心，非若中满者，外有腹胀之形也。鸡胸乃属肺病，胀满有痰，肺热也；胀满无痰，肺虚也，皆胸膈高起，故名鸡胸。

胁痛，有左右之分。左右者，阴阳之道路也。左为肝，肝主血，血留止滞，则左痛。右为肺，肺主气，肝邪入肺，气不流通，则右痛。然亦有左痛不专主于血，右痛不专于气。但按之痛，不按亦痛者，血也。膨痛时止，嗳即宽畅，少时复痛者，气也。若痰食致痛，皆在右胁，必有痰食之症，与气血凝滞不同，明者自辨。更有房劳过度，肾虚羸怯之人，胸胁间多隐隐微痛，此肾虚不能纳气，气虚不能生血，阴阳循行之道有阻滞，所以作痛，若不知正本寻源，而执一不化，则犯虚虚之戒矣。

---

① 下：《金匮要略·心痛短气病脉证治》作"中"。

腹坚硬，是由脾阳下陷，浊阴之气乘之。按之如石，亦不痛，但苦胀满气结，饮食不化，小儿多有此症。大抵寒则收引，或因伤食而成。若有块硬痛，是虫痛也。又有冲脉为痛，气溢于大肠，绕脐而痛，有脾伤传肾，少腹冤然而痛，故曰绕脐痛，大肠病也。脐下冷痛者，肾病也。

腰背痛，《经》云：巨阳虚则头项腰背痛。又曰：足之三阳从头走足，足之三阴从足走腹。诸经所过，皆能为痛。有风寒湿热，挫闪瘀血，气滞痰积，由外以致内者，标病也。若房室劳伤，肾虚而痛者，本病也。腰者，肾之府，转摇不能，肾将败矣。肩背分野属肺，喘咳逆气，肩背痛，肺燥也；当肩背一片冷痛，此有痰饮气积故也；背心红肿痛者，风热也；红属火邪，肿为风胜。《经》云：岁火太过，民病肩背热。按：背心为督脉循行部分，督脉贯脊络肾，风气从风府而下，积而化热，故取肩井、肺俞之穴，灸而散之。又外邪与流行荣卫真气相击搏，则百节酸疼，筋骨挛痛，下部虚冷，三阴不足，故腰膝酸痛。凡人真气失调，少有所亏，则五邪六淫皆得乘间而入，所以圣人谆谆告戒，令人养摄真元，为卫生却病之上妙方也。

虚痨之疾，为精血内夺，百脉空虚。先贤经义，条分缕析，谆谆垂示后人。秦越人发虚损之论，谓虚而感寒则损其阳，阳虚则阴盛，损则自上而下。一损损于肺，皮聚而毛落；二损损于心，血脉不能荣养脏腑；三损损于胃，饮食不为肌肤，过于胃则不可治。虚而感热则损其阴，阴虚则阳盛，损则自下而上。一损损于肾，骨痿不起于床；二损损于肝，筋缓不能自收持；三损损于脾，饮食不能消化，过于脾则不可治。此秦越人归重脾胃，为治虚劳之妙谛也。至汉张仲景明立虚劳门，谓五劳虚极，羸瘦腹满，不能饮食，食伤、忧伤、饮伤、房室伤、饥伤、劳伤经络，荣卫气伤，内有干血，肌肤甲错，两目黯黑。缓中补虚，大黄䗪虫丸主之，意以虚劳发热，未有不由瘀血者，而瘀血未有不由内伤者。治病必求其本，惟仲景得之矣。巢氏《病源》谓有虚劳，有蒸病，有注。劳有五劳、六极、七伤，蒸有五蒸、二十四蒸①，注有三十六种、九十九种，分门异治。后人以歧路之多，茫然莫知适从，大要无非酒色劳倦，七情饮食所致，故或先伤其气，气伤必及于精，或先伤于精，精伤必及于气。精虚者，阴虚也，其病为躁烦，头红面赤，唇干舌燥，咽痛口疮，吐血、衄血、便血、尿血，大便燥结，小水痛涩等症。气虚者，阳虚也，其病为怯寒憔悴，气短神疲，头运目眩，呕恶食少，腹痛飧泄，二便不禁，甚至咳嗽吐痰，遗精盗汗，气喘声喑，筋骨疼痛，心神恍惚，饥肉尽削，梦与鬼交，妇人月闭等症。久虚不复则为损，损极不复则为劳，故知劳瘵之候，未有不由气血亏损而成，气不生血，血瘀则营虚，营虚则发热，久热则蒸，其所瘀之血，化而为虫，遂成传尸痨症。其症令人寒热盗汗，梦与鬼交，遗精白浊，发干而耸，或腹内有块，或脑后两边有小结核，复连数个，或聚或散，沉沉默默，咳嗽痰涎，或咯脓血，如肺痿、肺痈状，或腹痛下利，羸瘦困倦，不自胜持，积月累年，以致于死，死复传注亲属，乃至灭门，符药罔效。知此者，惟取膏肓俞、四花穴，及早灸之，可否几半，晚亦不济矣。凡灸虚劳，取其助益阳气，若脉洪阳盛者，又不可灸，临症审之。

　　自汗、盗汗，未有不由心肾而得者也。《经》云：汗者，心之液。又云：肾主五液。心为阳，虚则不能卫外而为固，则外

---

　　①　二十四蒸：《诸病源候论·卷四》仅载二十三种。

伤而自汗，不分寤寐，不因劳动发散，溱溱然自出，乃阴蒸于阳也。肾为阴，阴虚不能内营而秘藏，则内伤而盗汗，即《内经》所云寝汗也。人寐，卫气行于阴，则腠理益疏，故熟睡汗出，醒则渐收，乃阳蒸于阴也。凡虚劳发热，颊红，汗自出，津液消涸，虚火益炎，血气所存者寡矣。若伤寒阳明欲作实，必自汗，邪传少阳，居半表半里之间，亦见盗汗，此又当别论。

血症，有咳、呕、吐、咯、唾痰涎带血，衄血、便血、尿血、肠风脏毒，又有耳、目、齿、牙、毛孔诸见血。《经》云：荣者，水谷之精①也，和调五脏，洒陈六腑，乃能入于脉也。源源而来，生化于脾，总统于心，藏受于肝，宣布于肺，施泄于肾，灌溉一身。故曰：血者，神气也。得之则存，失之则亡。分而言之，咳血出于肺，肺又不独咳血，而亦唾血。盖肺主气，气逆为咳，肾主水，水化液为唾，二脏相关，病则俱病。若涎唾中有少血散漫者，此肾从相火炎上之血也；若血如红缕，在痰中咳而出者，此肺络受热伤之血也，甚至咳白，血色浅红，似肉似肺，死不治。咯血者，不嗽而咯出血也。咯与唾少异，唾出于气，上无所阻，咯出于痰，气郁于喉咙之下，滞不得出，咯而乃出。求其所属之脏，咯唾同出于肾也。若上膈壅热，紫黑成块，则呕而出，气虚不摄，随气上越，则吐而出，此呕吐皆出于胃也。《经》云：阳络伤则血外溢，血外溢则衄血；阴络伤则血内溢，血内溢则后血。积热于膀胱，则闭癃、溺血；渗透肠中，则为肠风；血热上迫，则见诸耳、目、口、舌，又毛孔出血，名曰血汗，即肌衄，又名脉溢，是为极虚之候。故凡血症之治，须察阴阳虚实，有火无火。若脉浮洪数，实有火者，

---

① 精：《素问·痹论》作"精气"。

不可艾灸，恐以火济火，而反促其危亡也。

　　鼓胀病，岐伯曰：水始起也，目窠上微肿，其颈脉微[1]动，时咳，阴股间寒，足胫肿，腹乃大，以手按其腹，随手而起，如裹水之状，此其候也。肤胀者，寒气客于皮肤，腹大，身尽肿，按其腹，窅[2]而不起。鼓胀者，身腹大，与肤胀同，色苍黄，腹筋起。肠覃者，寒气客于肠外，与卫气相搏，因有所系，癖而内着，恶气乃起，瘜肉乃生，始大如鸡卵，稍以益大，至其成，如怀子之状，按之则坚，推之则移，月事以时下。石瘕生于胞中，寒气客于子门，子门闭塞，气不得通，恶血当泻不泻，衃[3]以留止，日以益大，状如怀子，月事不以时下。皆生于女子，可导而下。仲景云：风水，其脉自浮，骨节疼痛，恶风；皮水，其脉亦浮，胕肿，按之没指，不恶风；正水，其脉沉迟，外症，自喘；石水，其脉自沉，腹满不喘；黄汗，其脉沉迟，身发热，胸满，四肢头面肿，久不愈，必至痈肿。《内经》云：阴[4]气在上，则生䐜胀。夫阴气者，地气也，宜在于下，今反腾于上，如云雾浓布，将天之阳光蒙翳，一片阴晦之象，结而不开，必将大作雷电，继以风雨，然后雾收云散，离照光天，悟此可得《内经》治胀之法矣。古人论治，有五脏之分，有阴阳之别，与夫风湿、寒郁、积滞、血蛊、饮食、劳倦之不一，其因审证明晰，然后按法施治，庶无虚虚实实之误。

　　积聚痞块，无形而虚为痞，有形而实为块。东垣云：夫痞者，心下满而不痛是也。太阴者，湿也，主壅塞，乃土乘心下，

---

① 微：《灵枢·水胀》无此字。

② 窅（yǎo 咬）：凹陷。

③ 衃（pēi 胚）：凝血。

④ 阴：《素问·阴阳应象大论》作"浊"。

为痞满也。积者，推而不移，病在五脏；聚者，推而移动，病在六腑。肝积在左胁之下，名为肥气；肺积在右胁之下，名为息贲；心积起脐上，上入心下，大如臂，名为伏梁；脾积在胃脘，大如盘，名曰痞气；肾积在脐下，上冲心而痛，名曰奔豚。又有寒热、酒食、水气、血蛊之积，其症不同，其治亦异。《经》云：察其邪气所在，而调治之，正谓此也。

心腹痛胀，《内经》所谓九种心痛者，五脏、胃脘与痰、虫、食积为九也。又谓胃脘当心而痛，后人因此一语，遂将二者混为一例，不知心为君主之官，神灵之舍，不能受邪，其受者，乃手心主包络也。如包络引邪直犯心之正经而痛者，则谓之真心痛，必死，不可治。凡脏腑经脉挟其淫气，自支脉乘于心而为痛者，必有各腑脏病形与之相应，如《灵枢》谓：厥心痛，与背相控，善瘛，如从后触其心，伛偻者，肾心痛也；厥心痛，腹胀胸满，心尤痛甚，胃心痛也；厥心痛，如以锥针刺其心，心痛甚者，脾心痛也；厥心痛，色苍苍如死状，终日不得太息，肝心痛也；厥心痛，卧若徒居，动作痛益甚，色不变，肺心痛也。故心痛各有病状，不得与胃脘痛混一而论也。盖胃为水谷之海，三阳之总司，五脏六腑十二经脉皆受气于此。初病在经，久病入络，其或满或胀，或食不下，或呕，或吞酸，或大便难，或泻利，面色浮而黄者，皆胃之本病也。其有淫邪相乘于胃，病状虽与心痛相类，但其间必有胃之本病参杂而见之于外也。东垣云：夫心胃痛及腹中诸痛，皆因劳力过甚，饮食失节，中气不足，寒气乘虚而入客之，故卒然而作大痛。然腹痛有部分，脏腑有高下，如中脘痛者，太阴也；脐腹痛者，少阴也；少腹痛者，厥阴也。审其有形无形，在脏在腑，随其高下而治之，更循各脏部分穴腧而灸之，则又在人之有确见也。

膈噎症，非由外邪所致，乃忧思劳欲七情郁结而成。张鸡峰[1]所谓神思间病，若不垂帘返照，内观静养，一切排遣，物过不留，则五火丛生，气逆梗塞，血液日枯，而清浊相干，乱于胸中，饮食不得下矣。夫咽嗌梗塞，气不顺利，水饮不行，食物难入，其槁在吸门，名曰膈；其或食下则胃脘作痛，烦闷不安，须臾吐出食而安，其槁在贲门，名曰噎。二者皆属上焦。东垣云：阳气不得上出者，曰塞，五脏之所生，阴也，血也。阴气不得下降者，曰噎，六腑之所生，阳也，气也。阳气结于上，阴液衰于下，因成此膈噎之症。《经》云：三阳结谓之膈。三阳，大小肠膀胱也。三阳热结，津液不能上供肺用，故吸门塞而食不入，治者当先识此。

反胃症。食虽可下，良久复出，其槁在幽门，乃中焦病。或朝食暮吐，暮食朝吐，完谷不化，小便赤，大便难，或如羊矢，其槁在阑门，病属下焦。《伤寒》注：以晨食入胃，胃虚不能克化，至暮，胃气行里，与邪相搏，则食反出也。王太仆注《内经》谓：食不得入，是有火也；食入反出，是无火也。巢氏亦云：脏冷则脾不磨，而宿食不化，其气逆而成反胃。此皆主于胃气虚寒，用辛香大热之剂。若脉数，火气炎上，多升少降，邪热不杀谷，或伤食伤饮者，又不可执为虚寒而不知通变也。

霍乱者，由阴阳清浊二气相干，乱于肠胃，心腹卒痛，呕吐下利，憎寒壮热，头痛肿晕，先心痛则先吐，先腹痛则先利，

---

① 张鸡峰：张锐，字子刚，宋代医家，居陕西宝鸡陈仓山（别名鸡峰），张氏长期在宝鸡一带行医，故以行医之地为号。著《鸡峰普济方》等。

心腹俱痛，吐利并作，甚至转筋，入腹则毙矣。此症多发于夏末秋初，四时间或有之，实因残暑新凉，并时行不正之气，干犯胃阳，陡然上吐下泻。汤药有所不及，惟灸法取效如神。又有干霍乱症，上不得吐，下不得泻，腹中痛甚，俗名绞肠纱①，急以盐汤灌之，令其大吐，庶有可生。切莫与谷食，虽米饮，一呷入口即死。必吐泻过二三时，直至饥甚，方与稀粥，从缓调理可也。

呕吐者，东垣云皆属于胃。然亦有分别，如呕者，阳明也，阳明多血多气，故有声有物，气血俱病也；吐者，太阳也，太阳多血少气，故有物无声，乃血病也；干呕者，少阳也，少阳多气少血，故有声无物，乃气病也。究三者之源，皆因脾气虚弱，或因寒气客胃，加之饮食所伤而致也。又有因上焦伤风，开其腠理，经气失道，邪气内着，身背皆热，肘臂牵痛，其气不续，膈间厌闷，食入即先呕而后下，名曰漏气。有下焦实，大小便不通，气逆不续，呕逆不禁，名曰走哺。有吐食者，气热上冲，食已暴吐；有恶心者，胸中似喘不喘，似呕不呕，似哕不哕，心中愦愦然无奈者；有呕苦者，邪在胆，逆在胃，胆液泄则口苦，胃气逆则呕苦；有吐酸者，吐出酸水如醋，平时津液随上升之气，郁而成积，久则生热，从木化而作酸，故《内经》训以为热。有吞酸者，因郁积之久，不能自涌而出，伏于肺胃之间，咯不得上，咽不得下，肌表得风寒则内热愈郁，而酸味刺心，必须温暖解肌，忌用寒药，故东垣又以为寒。若吐清水，则为寒湿，吐痰涎则为水饮。呕家虽呕痈脓，不可治呕，脓尽自愈。更有吐蛔者，仲景以为胃中冷也。

---

① 纱：同"痧"。

咳嗽，须分六气五脏之殊，而其要皆主于肺。《内经》《金匮》言之详矣，后贤推衍其义，各抒己见，而鲜有会归。至喻氏嘉言始发《内经》秋伤于湿，冬生咳嗽句有脱文之论，乃正之曰：夏伤于暑，长夏伤于湿，秋必痎疟；秋伤于燥，冬为咳嗽。六气配四时之理，灿然明矣。言六气主病，风、火、热、湿、燥、寒皆能乘肺，皆足致咳。其湿咳，即分属于风、火、热、燥、寒五气中也。风乘肺咳，汗出，头痛，痰涎不利；火乘肺咳，喘急壅逆，涕唾见血；热乘肺咳，喘急面赤，潮热，甚者热盛于中，四末反寒，热移于下，便泄无度；燥乘肺咳，皮毛干槁，细疮湿痒，痰胶便闭；寒乘肺咳，恶寒无汗，鼻塞，身疼，发热燥烦。至于湿痰内动为咳，又必因风、因火、因热、因燥、因寒，所挟各不相同，而乘肺则一也。知此六气之致咳，则比类而推，触类而长，正不独咳嗽一端，即万病亦无不了然心目间矣。

呃逆，即《内经》所谓哕也。气逆，奔急上冲，呃呃有声，故名呃逆。其症非由一因，有胃虚膈热者，有胃中虚寒者，有肾气虚损，阴火上冲者，有中气不足，脉虚数，气不相续而发呃者，有阳明内实，失下而发呃者，有渴而饮水太过，致水结胸而发呃者，有传经伤寒，热症误用热药，助起火邪，痰火相传而为呃者。刘宗厚[1]云：呃逆一症，有虚、有实、有火、有痰、有水气，不可专作寒论。《内经》治哕，以草刺鼻取嚏而已，无息而疾迎引之，立已，大惊之亦可已。陈无择[2]又以哕

神灸经纶

一三四

---

① 刘宗厚：刘纯（一作刘醇），字宗厚，生卒年不详，元明间医家，著《医经小学》《伤寒治例》《杂病治例》等。

② 陈无择：陈言（1131—1189），字无择，号鹤溪道人，宋代医家，永嘉医派的创始人，著《三因极一病证方论》。

为咳逆，东垣、海藏①以哕为干呕，皆谬也。干呕，无物之吐也，非哕也，咳逆，嗽之甚者也，非呃逆也。许学士②以哕为呃逆，参之经旨，的无可疑。

喘哮、嗳气。喘有虚实，实者，邪气实也，虚者，正气虚也。实喘者，气长而有余，脉来滑数有力；虚喘者，气短而不续，脉来微弱无神。此脉证之不同，虚实之有明辨也。哮者，喉中声响如水鸡声，凡遇天气欲作雨时便发，甚至坐卧不得，饮食不通，此肺窍中积有冷痰，乘天阴寒气从背自鼻而入，则肺胀作声，或盐水伤肺，气喘不休，有延至终身不愈者，亦有子母相传者，必须量虚实而治之。若嗳气，经无明文，有谓腹胀嗳气者曰噫，逆气自下而上者亦曰噫。噫者，饱食之息，即嗳气也。多因胃虚、火郁、留饮胸间，或阴气上逆扰阳，阳不足以制化，必作嗳，或妇人性多郁，胸中气紧，连嗳数十声不尽者，嗳出气心头略宽，不嗳即紧。治疗之法，虚则补之，热则清之，寒则温之，气则顺之，无遗义矣。

太息，善悲，短气。人有忧思，则心系急，急则气道约，约则不利，故太息以伸出之。善悲者，由脾郁不能顾子，肺为脾子，肺主悲，其在天为燥，在地为金，在志为忧，在声为哭，妇人脏躁，喜悲善哭，此其验也。短气者，言语无余声，呼吸紧促，是五脏皆有不足，而大要多主于肺。《经》云：肺③气虚则肩背痛寒，少气不足以息，故凡外而六淫五邪，内而七情六

---

① 海藏：王好古（1200—1264），字进之，号海藏，元代医家，著《汤液本草》《此事难知》等。

② 许学士：许叔微（1079—1154），字知可，号近泉，宋代医家，官至翰林学士。辑《本事方》，著《伤寒百证歌》《伤寒发微论》《伤寒九十论》等。

③ 肺：《灵枢·经脉》无此字。

欲，皆足以耗气，短气之人，岂可不兢兢加谨乎？

疟疾，少阳症也。少阳居半表半里，邪伏于此，入与阴争则寒，出与阳争则热。少阳之脉上头角，故偏头痛。其支者，从耳后入耳中，过小肠听宫穴，故耳聋。又下胸中，贯膈，循胁里，故胸胁痛。少阳为甲木，木病迁及于其所胜，致脾胃不和，作呕。胆味苦，热亦作苦，故口苦。浅则日作，深则间日，在气则早，在血则晏。仲景云：疟脉自弦，弦数者多热，弦迟者多寒，弦小紧者下之差，弦迟者可温之，弦紧者可发汗、针灸也，浮大者可吐之，弦数者风发也，以饮食消息止之。只此七言，汗、吐、下、和、温之法具备，其他瘅疟、温疟、牡疟、疟母四症，要不外少阳求治耳。《灵》《素》《金匮》之文具①在，惜无解人而会通其精义也。其有热多寒少，心烦少睡者，属心，名曰温疟；有寒多热少，腰疼足冷者，属肾，名曰寒疟；有先寒而后大热，咳嗽者，属肺，名曰瘅疟；有热长寒短，筋脉牵缩者，属肝，名曰风疟；有寒热相停，呕吐痰沫者，属脾，名曰食疟。此五脏之疟，分始巢氏《病源》，后人谓其发明《内经》，深信不疑，而不知疟邪不从脏发，《内经》所无之理，巢氏臆言之耳。

痢疾。《灵》《素》谓之肠澼，亦曰滞下，多由感受风寒暑湿及饮食不节，有伤脾胃，宿积郁结而成。其症大便窘迫，里急后重，至圊而不能便，腹中疼痛。所下或白或赤，或赤白相杂，或下鲜血，或如豆汁，如鱼脑，如屋漏水，如尘腐色。有下纯黑者，有下纯红者，有大孔如竹筒直出者，有饮食不下为噤口痢，有乍作乍止为休息痢。此为感有轻重，积有浅深，症

① 具：同"俱"。

有顺逆，治分气血。丹溪谓：白痢，气病，由大肠来；赤痢，血病，由小肠来；赤白相兼，气血俱病。通考古今治痢者，皆曰热则清之，寒则温之，初起热甚则下之，有表症则汗之，小便赤涩则分利之。此五者，举世信用，奉为准绳，不知五法之中，可用者一，忌用者四。倪氏发明四忌之义①，谓一忌温补。痢之为病，由湿热蕴积，胶滞于肠胃之中，初病即投温补，将邪气补实，肠胃之热益炽，内攻脏腑，至于不可救疗者，比比然也。一忌大下。痢因邪热胶滞肠胃而成，与沟渠壅塞相似，惟用药磨刮疏通则愈，若大下之，譬如以清水荡壅塞之渠，塞必不可去，徒伤胃气损元气而已，迨正伤邪盛，饮食不进而成噤口，鲜有不即于危亡者也。一忌发汗。痢有身发寒热，头痛目眩者，此非外感，乃内热②熏蒸，自内达外，虽有表症，实非表邪也，若发汗，则耗其正气，而邪气得以肆行，且风剂燥热，愈助热邪，表虚于外，邪炽于内，若此而生者，幸而免尔。一忌分利小便。利小便，治水泻之良法也，痢本因邪热滞下，津液枯涩而成，复利其小水，则津液愈枯，涩塞愈盛，遂至缠绵不已，是则分利之过也。学人知所忌，则知所治矣，灸家取穴，乃引火化气一法，非若乱投热药，以火救火，至烂人肠胃而不顾也。

泄泻，即古之所谓下利也。丹溪云：有湿、有气虚、有痰火、食积。戴复庵③云：泻水，腹下痛者④，湿也。饮食入胃辄

---

① 倪氏发明四忌之义：治痢四忌内容见于《顾松园医镜·痢》（清代顾靖远著），此处倪氏不详其所指。

② 热：《治痢疾百试百效方·痢有四忌论》作"毒"。

③ 戴复庵：戴元礼，名思恭，字符礼，明代医家，早年师从朱丹溪，整理《丹溪心法》，其中多出己见。

④ 腹下痛者：《丹溪心法·泄泻》作"腹不痛者"。

泻，完谷不化者，气虚也；腹痛，泄水，肠鸣，痛一阵泻一阵者，火也；或泻或不泻，或多或少者，痰也；腹痛甚而泻，泻后痛减者，食积也。又湿多成五泄。戴云：飧泄者，水谷不化而完出，湿兼风也；溏泄者，渐下污积粘垢，湿兼热也；鹜泄①者，所下澄清冷，小便清白，湿兼寒也；濡泄者，体重软弱，泄下多水，湿自甚也；滑泄者，久下不能禁固，湿胜气脱也。又云：饮食不化，色黄者，胃泄也；腹胀满，泄注，食即呕逆者，脾泄也；食已窘迫，大便色白，肠鸣切痛者，大肠泄也；溲而便脓血，少腹痛，小肠泄也；里急后重，数至圊而不能便，茎中痛者，大瘕泻也。诸泄泻小便不利者，先分利之，若食积痛泻，必当先推荡其食。老人虚泄，当益其脾，病后作泻，宜调其胃，求其所因而治之，又不得谓诸泻利之必利小便也。

黄疸症，由湿热熏蒸而成，名分五疸，症各不同。一曰黄汗，汗出染衣，色如柏汁；一曰黄疸，身目皆黄，便黄无汗；一曰谷疸，因饮食伤脾而得；一曰酒疸，因酒后伤湿而得；一曰女劳疸，因色欲伤阴而得。总之不出阴阳二症，阳症多实多热，阴症多虚多寒，罗谦甫辨之详矣，勿泥丹溪五疸同治而不分辨也②。

消渴，有上、中、下之分。大渴引饮，随饮随渴，病在肺，名曰上消；多饮善饥，不为肌肉，病在脾，名曰中消；小便黄赤，为淋为浊，如膏如脂，面黑目焦，日渐消瘦，病在肾，名曰下消。《经》曰：二阳结谓之消。又曰：二阳之病发心脾，其

---

① 鹜（wù 务）泄：泻下澄彻清冷，色如鸭粪，故称。鹜，鸭。

② 勿泥……不分辨也：此句原在"消渴"条尾，系错简，据义理迁移至此。

传为风消。又心移寒于肺，肺消者，饮一溲二，死不治；心移热于肺，传为膈消。

痰饮，二者略有不同，饮由饮食停积，其病全在脾胃，痰则随气变化，无处不有。古人云：痰生百病。谓百病皆足以生痰，非谓百病之由痰而生也。故知痰之为病，不由一因，有因外感而生者，有因内伤而起者，诚知外感者何气，迎其机而导之，邪退则痰自平矣。起于内伤者何病，察所伤以调之，气化则痰亦化矣。若见痰治痰，而谓痰消病自愈者，则吾未之闻也。

不寐者，有邪实内扰而神不安，有正虚真阴不足而神不守舍。病虽有不同，惟邪正二字，皆足以该之。帝曰：人之多卧者，何气使然？岐伯曰：此人肠胃大，皮肤湿，而分肉不解焉。卫气昼行于阳，夜行于阴，阳气尽则卧，阴气尽则寤，卫气留久于阴，故卒然多卧。

怔忡者，心胸筑筑振动，惶惶惕惕，无时得安者是也。惊者，心忽外有所感动，卒然而惊；懊憹者，郁闷之貌，情不舒畅，愦然无奈，比之烦闷而甚也；悸者，心有所恐，时怯怯如人将捕之，心虚胆怯之所致也。若恐惧，则与悸相似，而健忘则又为心脾二经之不足矣。梦魇者，心肾不交，精神散越，宜滋养心肾自安。

身部证治

胸满

期门　至阳

胸背切痛

风门　期门　少府

胸胁支满

侠溪

胸胁疼

膈俞　支沟　丘墟

胸膈痰壅

公孙

胁痛　奄奄欲绝，此为奔豚，急以热汤浸两手足，频频易之。

气海　关元　期门　阴窍①

左胁积痛

肝俞　此穴若同命门一并灸，两目昏暗者可使复明。

两胁胀满

胆俞　意舍　阴陵泉

腹硬

期门

龟背

肩中俞　肾俞　膏肓　曲池　合谷

鸡胸

中府　膻中　灵道　足三里

腰背重痛

腰俞　大肠俞　膀胱俞　身柱　昆仑

---

①　阴窍：当作"窍阴"。《医宗金鉴·刺灸心法要诀》："窍阴穴，主治胁痛，咳逆不得息……"

灸腰痛不可俯仰，令患人正立，以竹杖拄地，量至脐中，用墨点记，乃用量脊中，即于点处随年壮灸之，灸讫藏竹杖，勿令人知。

背上冷痛

神道

腰挫闪痛，起止艰难

脊中　肾俞　命门　中膂内俞①　腰俞

腰膝酸痛

环跳　昆仑　阳陵泉　养老

筋骨挛痛

三阴交　合谷

百节酸疼

阳辅

背心红肿痛

肩井　肺俞　风门　五枢

脐下冷痛

气海　膀胱俞　曲泉

绕脐痛　大肠病也。

水分　天枢　三阴交　足三里

上气，胸背满痛

肺俞　肝俞　云门　乳根　巨阙　期门　梁门　内门②

---

① 中膂内俞：即中膂俞。
② 内门：疑为"内关"。

尺泽

胁肋胀痛

膈俞　章门　阳陵泉　丘墟

诸气膈痛，上气不下

天突　膻中　中府　膈俞

虚劳

诸虚劳热

气海　关元　膏肓　足三里　内关 治劳热良

房劳

太溪

虚损

中极　大椎　肺俞　膈俞　胃俞　三焦俞　肾俞　中脘
天枢　气海　足三里　三阴交　长强

崔氏四花六穴[①]　凡男、妇五劳七伤，气血虚损，骨蒸潮热，咳嗽痰喘，五心烦热，四肢困倦，羸弱等症并治。

第一次先取二穴，令患人平身正立，取一细绳，约长三四尺者，蜡之，勿令伸缩，乃以绳头与男左女右足大拇趾端比齐，令其顺脚心至后跟踏定，却引绳向后，从足跟足肚贴肉直上，至膝弯曲腘中大横纹截断。次令病者平身正坐，解发，分顶中，露顶路，取所比蜡绳，一头齐鼻端按定，引绳向上，循头路项背贴肉垂下，至绳头尽处，以墨记之，此非是灸穴。别又取一小绳，令患者合口，将绳双折，自鼻柱根按定，左右分开，比

----

① 崔氏四花六穴：见于《外台秘要》引《崔氏别录·灸骨蒸方图并序》。崔氏，名知悌，唐代医家，擅灸骨蒸之法，著《纂要方》等，均亡佚。

至两口角，如人字样截断，即将此绳展直，取中，横加于前记脊中墨点之上，其两边绳头尽处，以墨记之，此第一次应灸二穴，名曰患门。上法若妇人足小者，难以为则，当取右臂自肩髃穴起，以墨记之，伸手引绳向下，比至中指端截断，以代量足之法，庶乎得宜。

第二次取二穴，令患人平身正坐，稍缩臂膊，取一蜡绳绕项后向前双垂，头与鸠尾尖齐，双头一齐绝断，却翻绳头向后，将此绳中折处正按结喉上，其绳头下垂脊间处，以墨记之，此非灸穴。又取一小绳，令患人合口，横量，齐两吻截断，还加于脊上墨点处，横量如前法，于两头尽处点墨记之，此是第二次灸穴，即四花之左右两穴也。前共四穴，同时灸之，初灸七壮或二七、三七以至百壮为妙，俟灸疮将瘥，或火疮发时，又依后法灸二穴。

第三次取二穴，以第二次量口吻短绳，于第二次脊间墨点处，对中直放，务令上下相停，于绳头尽处以墨记之，此是灸穴，即四花之上下两穴也。

上共六穴，宜择午日、火日灸之，后百日内宜慎房劳、思虑，饮食适时，寒暑得中，将养调护，若疮愈后仍觉未瘥，依前再灸，无不愈者。故云：累灸至百壮。但骨脊上两穴不宜多灸，凡一次只可三五壮，多则恐人倦怠。若灸此六穴，亦宜灸足三里泻火方妙。

愚按：前法灸脊旁四穴，上二穴近五椎心俞，下二穴近九椎肝俞。崔不知穴名，而但立取法，盖欲人之易晓耳。然稽脊背穴法，则太阳二行者，当去脊中各开二寸，方得正脉，乃可获效，用者仍宜审之。

一法，取手掌中大指根稍前肉鱼间，近内侧大纹半指许，外与手阳明合谷相对，按之极酸者是穴，此同长强，各灸七壮，甚妙。

传尸痨

第一代，虫伤心，宜灸心俞穴，并上下如四花样；第二代灸肺俞，四穴如前；第三代灸肝俞，四穴如前；第四代灸阴俞①，四穴如前；第五代灸肾俞，四穴如前；第六代灸三焦俞，四穴如前。此症五日轻五日重，轻日其虫大醉方可灸，又须诵《莲经》②并《普庵咒》③镇之。

一法灸腰眼穴，其法令病人平眠，以笔于两腰眼宛宛中点二穴，各灸七壮，此穴诸书所无，而《居家必用》④载之云：其法累试累验，主治痨瘵已深之难治者，于癸亥日二更尽三更初，令病人平眠，灸三壮。

传尸痨瘵，以致灭门绝户者有之，此症因寒热前⑤作，血凝气滞，化而为虫，内食脏腑，每致传人，百方难治，惟灸可攻。其法于癸亥日二更后，将交夜半，乃六神皆聚之时，勿使人知，令病者解去下衣，举手向上，略转后些，则腰间两旁自有微陷可见，是名鬼眼穴，即俗所谓腰眼也。正身直立，用墨点记，然后上床，合面而卧，用小艾炷灸七壮，或九壮、十一壮尤好，其虫必于吐泻中而出，烧毁远弃之，可免传染。此比四花等穴尤易且效穴在肾俞下三寸，夹脊两旁各一寸

---

① 阴俞：《类经图翼·针灸要览》作"厥阴俞"。

② 莲经：《妙法莲华经》，又称《法华经》，佛教经典。

③ 普庵咒：佛教咒语，出自《禅门日诵》，南宋普庵禅师（1115—1169）所传。

④ 居家必用：《居家必用事类全集》，载历代名贤格训及居家日用事宜，元代无名氏编撰。

⑤ 前：《类经图翼·针灸要览》作"煎"。

半，以指按陷中。

一法凡取痨虫，可于三椎骨上一穴，并膏肓二穴，各灸七壮，然后以饮食调理，方下取虫等药。

骨蒸寒热，　夜热

百劳　膏肓　肺俞　魄户　脾俞　肾俞　四花穴　间使　足三里

虚怯，　饮食不化

膈俞　脾俞　胃俞　中脘　梁门　内关　天根①　足三里

汗症

自汗

膏肓　大椎　复溜

盗汗

肺俞　复溜　譩譆疟多汗亦灸

多汗少力

大横

痼冷　此肾与膀胱虚寒也，多灸愈妙。

脾俞　神阙　关元　气海此穴亦治阳脱

血症

虚劳吐血

上脘　肺俞　脾俞　肾俞　大陵　外关

咯血

风门

---

①　天根：当为"天枢"。

吐血

百劳　肺俞　心俞　膈俞　肝俞　脾俞　肾俞　脊骨　天枢　太渊　通里　间使　大陵　中脘　足三里

怒气伤肝吐血

肺俞　肝俞　脾俞　肾俞　间使　足三里

衄血

上星灸一壮即止，一日七七壮，少则不能断根　囟会亦如上星　风门　膈俞　脊骨　百劳　合谷　涌泉

一法于项后发际两筋间宛中穴，灸三壮，盖血自此入脑，注鼻中，故灸此立止即哑门穴。

便血

中脘　气海

上二穴灸脱血，色白，脉濡弱，手足冷，饮食少思，强食即呕。凡大便下血诸治不效者，但取脊骨中与脐相平，须按脊骨高突之处觉酸疼者是穴，方可于上灸之，不疼者非也。灸七壮即止，如再发即再灸七壮，永可除根。

肠风

奇穴　其穴在脊之十四椎下，傍各开一寸，年深诸痔，灸之最效。

尿血

膈俞　脾俞　三焦俞　肾俞　列缺　章门　大敦

鼓胀

千般鼓胀要先知，切忌脐高突四围，

肚上青筋休用药，阴囊无缝不堪医；

背平如板终难治，掌上无纹有限时，

五谷不消十日死，肚光如鼓疗延迟；

痰多气短皆无药，十个当知九个危，

任使神医难措手，劝君临症识权宜。

鼓胀灸治

太白　水分　气海　足三里　天枢　中封

又法，先灸中脘七壮，引胃中生发之气上行阳道。

水肿

中脘　水分　水沟　合谷　足三里　神阙　气海　膈俞
三阴交　石门　中极　曲骨　内关　阴市　阴陵泉　中封　太
冲　照海　公孙

虚肿

解溪　复溜　公孙

石水

然谷　章门

血鼓

膈俞　脾俞　肾俞　间使　足三里　复溜　行间

单鼓胀

肝俞　脾俞　三焦俞　水分　公孙　大敦

肿满难步

太冲亦治虚劳浮肿　飞扬

脾虚腹胀

公孙　三里　内庭

腹中气胀　此症饮食反多，身形消瘦。

脾俞　章门

积聚痞块

久痞

中脘　章门　三焦俞　三阴交　内庭　幽门　上脘　脾俞

气海

凡治痞者，须治痞根，无不获效。其法于十二椎下，当脊中，点墨为记，墨之两旁各开三寸半，以手揣摸，自有动处，即点墨灸之。大约穴与脐平，多灸左边或左右俱灸，此痞根也，或患左灸右，患右灸左亦效。

结积留饮

通谷　上脘　中脘

积气上奔，急迫欲绝

期门　天枢　梁门

奔豚气逆，痛不可忍

关元

肺积　名息奔，在右胁下。

尺泽　章门　足三里

心积　名伏梁，起脐上，上至心下。

后溪　神门　巨阙　足三里

肝积　名肥气，在左胁下。

肝俞　章门　行间

脾积　名痞气，横在脐上二寸。

脾俞　胃俞　肾俞　通谷　章门　足三里

肾积　名奔豚，生脐下，或上下无时。

肾俞　关元痃癖　中极脐下积聚疼痛　涌泉

气块

脾俞　胃俞　肾俞　梁门　天枢　气海

长桑君针积块癥瘕，先于块上针之，甚者又于块首一针，块尾一针，针讫灸之，效。

痞块闷痛

大陵　中脘　三阴交

食积血瘕

胃俞　气海　行间

心腹痛胀

九种①心痛

巨阙　灵道　曲泽　间使　通谷_{穴在乳下二寸,《千金》治心痛,}恶气上胁, 痛急, 灸五十壮

鬼击②心痛欲绝

支沟　又急灸大拇趾足甲, 男左女右, 三壮。

肺心痛　卧若伏龟。

大渊　尺泽　上脘　膻中_{胸痹痛}

又治心痛, 灸虎口白肉际, 各七壮。

脾心痛　痛如针刺。

内关　大都　太白　足三里_{连承山}　公孙

肝心痛　色苍苍如死状, 终日不得休息。

行间　太冲

肾心痛　悲惧相控。

太溪　然谷

胃心痛

巨阙　大都　太白　足三里_{连承山}

胃脘痛

膈俞　脾俞　胃俞　内关　阳辅　商丘

---

① 种: 原作"肿", 据《金匮要略·胸痹心痛短气病脉证治》改。

② 鬼击: 病名, 表现为胸胁腹部突然绞痛或伴出血症状, 一名鬼排。

心脾胀痛

上脘　中脘　脾俞　胃俞　肾俞　隐白　足三里

腹中胀痛

膈俞　脾俞　胃俞　肾俞　大肠俞　中脘脾寒　水分　天枢
石门心下坚满　内关　足三里　商丘脾虚

小腹胀痛

三焦俞　章门　三阴交①　足三里　丘墟　太白　行间
气海治脐下三十六疾，小腹痛欲死者，灸之即生

噎症

膈噎

膻中奇经任脉穴　中脘奇经任脉穴　膏肓灸百壮，足太阳经穴　内
关手厥阴经穴　食仓即胃仓，足太阳经穴　足三里足阳明穴　心俞足太
阳经穴　膈俞足太阳经穴　脾俞足太阳经穴　天府手太阴经穴　乳根足
阳明经穴

忧噎

心俞足太阳经穴

思噎

天府手太阴经穴　神门手少阴经穴　脾俞足太阳经穴

劳噎

膈俞足太阳经穴　劳宫手厥阴经穴

气噎

膻中奇经任脉穴　天突奇经任脉穴　膈俞足太阳经穴　脾俞足太阳
经穴　肾俞足太阳经穴　乳根足阳明经穴　关冲手少阳经穴　足三里足
阳明穴　大钟足少阴经穴　解溪足阳明经穴

---

① 三阴交：《类经图翼·针灸要览》作"阴交"。

食噎

乳根 足阳明经穴

诸咳喘呕哕气逆

咳嗽

丹田　膻中　身柱　列缺　天突　俞府　华盖　乳根　风门　肺俞　至阳

寒嗽

肺俞　膏肓　灵台　至阳　合谷　列缺　天突　三里

热嗽

肺俞　膻中　尺泽　太溪

咳嗽红痰

列缺　百劳　肺俞　中脘

诸喘气急

天突　璇玑　华盖　膻中　乳根　期门　气海

咳逆

膏肓　解溪　阴窍①

哮喘　五哮中惟水哮、乳哮、酒哮为难治。

璇玑　华盖　俞府　膻中　太渊　足三里　肩井 治冷风哮，有孕勿灸　肩中俞 治风哮

小儿盐哮　法于男左女右，手小指尖上，用小艾炷灸七壮，无不除根，未除再灸。

久嗽不愈

将本人乳下约离一指许，有低陷之处，与乳直对不偏者，名直骨穴。如妇人即按其乳头直向下，看其乳头所到之处，即

---

① 阴窍：当作"窍阴"。

是直骨穴位。灸艾三炷，艾炷如赤豆大，男灸左，女灸右，不可差错，其嗽即愈，如不愈，其病再不可治。

呕吐不下食

膈俞　三焦俞　巨阙

呕吐不思饮食

上脘　中脘

冷气呕逆

章门　大陵　尺泽　太冲　后溪吐食

反胃

气海　下脘　脾俞　膈俞　中脘　三里　胃俞　上脘　膻中　乳根　水分　天枢　大陵　日月呕吐吞酸　意舍呕吐吞酸

哕逆

腋下穴《千金翼》治哕、噫、膈中气闭塞，灸腋下聚毛宛宛中附肋处五十壮，良效　中府　风门　肩井　承浆　膻中　中脘　期门　气海　足三里　三阴交　乳根三壮，火到肌即定，其不定者，不可救也

干呕

胆俞　至阴　间使

霍乱逆冷

巨阙　中脘　建里　水分　承山　三阴交逆冷　照海　大都

霍乱转筋

涌泉灸三七壮，如不应，灸足踵聚筋上白肉际，七壮立愈

又法灸足外踝骨尖上，七壮。

夹脊穴　《千金》云：令病者合面卧，伸两手着身，以绳横牵两肘尖，当脊间绳下两旁相去各一寸半所灸百壮。

霍乱吐泻

中脘　天枢　气海

凡霍乱将死者，用盐填脐中，灸七壮立愈<small>又法灸肘尖骨罅中七壮</small>。

干霍乱　即俗所谓绞肠痧也，急用盐汤探吐，并以细白干盐填满脐中，以艾灸二七壮，效。

嗳气

中脘

善太息

中封　商丘　公孙

善悲

心俞　大陵　大敦　玉英①　膻中

气短

大椎　肺俞　肝俞<small>不语</small>　内关　足三里　太冲　尺泽<small>不语</small>天突　肩井　气海<small>阳脱</small>

疟

疟疾

大椎　三椎　譩譆<small>多汗</small>　章门　环跳　承山　飞扬　昆仑公孙　合谷

寒疟

太溪　至阴　间使

久疟

后溪　间使　百劳　中脘　脾俞　胃俞　少府　内关　足三里　曲池　陷谷<small>温疟</small>　然谷　大陵

---

① 玉英：玉堂穴之别名。

痰疟痃癖

膈俞

痢

久痢

中脘　脾俞　天枢　三焦俞　大肠俞　足三里　三阴交

里急后重

下脘　天枢　照海

赤白痢

长强　命门

泄泻

久泻滑脱下陷

百会　脾俞　肾俞

虚寒久泻

关元　中极　天枢腹痛, 手足冷　三阴交腹满　中脘　梁门

气海手足厥冷

大泻气脱

气海　天枢　水分水谷不分

脾泄色黑

脾俞

胃泄色黄

胃俞

大肠泄色白

大肠俞

小肠泄色赤

小肠俞

大瘕泄

天枢　水分 各三七壮

肾泄　夜半后及寅卯之间泄者。

命门　天枢　气海　关元

水渍入胃　名曰溢饮，渴而饮水，水下又泄，泄又大渴。

大椎 穴在一椎之上

肠鸣

神阙　陷谷　承满

老人虚人泄泻

神阙　关元　脾俞　大肠俞

黄疸

公孙　至阳　脾俞　胃俞

酒疸　目黄，面发赤斑。

胆俞

女劳疸

肾俞

消渴

承浆　太溪　支正　阳池　照海　肾俞　小肠俞　手足小

指穴 即手足小指尖头

痰症

痰饮吐水

巨阙

痰火

百会　膏肓 发狂

阴症冷痰

气海　三阴交

痰眩

中脘

伤酒呕吐痰眩

率谷

癫狂痫、痉、惊悸、不寐

癫狂

百会　人中　天窗<small>狂邪鬼语</small>　身柱　神道　心俞　筋缩　骨骶①　章门　天枢　少冲<small>女灸此</small>　劳宫　内关　神门　阳溪　足三里　下巨虚　丰隆　冲阳<small>男灸此</small>　太冲　厉兑　前谷　后溪　燕口<small>在口吻两边赤白肉际</small>　足大趾横纹穴<small>卒癫病，灸两脚大趾聚毛中，七壮</small>

癫痫

神庭　身柱　灵道　金门　承命<small>穴在内踝后，上行三寸动脉中，主治狂邪惊痫，灸三十壮</small>　申脉<small>阳蹻穴，昼发灸此</small>　照海<small>阴蹻穴，夜发灸此</small>

凡灸二蹻穴，必先用药下之，否则痰壅杀人，又云，风痫可灸，惊热不可灸。

风痫

百会　上星　身柱　心俞　筋缩　章门　神门　天井　阳溪<small>灸此不必灸合谷</small>　合谷<small>灸此不必灸阳溪</small>　足三里　太冲

狂言不避水火

间使　百会

暴哑不能言　速灸脐下四寸，并小便阴毛际骨陷中，各灸七壮，重者二七壮，并手足中指头尽处，各灸三壮，神效，男灸左，女灸右。

---

①　骨骶：又名骶骨或穷骨，原为骨骼名，此为穴名，指长强穴。

五痓脊强

身柱　大椎　陶道

瘛疭①

灵道　少府

怔忡，健忘，不寐

内关　液门　膏肓　解溪　神门

好卧

厉兑

惊悸

胆俞　解溪

惊恐见鬼

阳溪

懊憹②心悸

通里

心虚胆寒

少冲

痴呆

神门　心俞

梦魇鬼击

人中　上星　水沟　鬼眼

秦承祖灸鬼法，取鬼哭穴，一名手鬼眼，一名足鬼眼，法以二拇指并缚一处，须甲肉四处着火各灸七壮，用治癫痫、梦

① 瘛疭（chìzòng 赤纵）：病症名，筋脉拘急。《素问·玉机真脏论》作"病筋脉相引而急，病名曰瘛疭"；《伤寒明理论》作"瘛者筋脉急也，疭者筋脉缓也"。

② 懊憹（àonáo 奥挠）：心胸烦热，躁扰不宁。

魇、鬼击，并五痫痴呆及伤寒发狂等症，皆效。

凡夜梦魇死者，皆由平日神气不足，致使睡卧神不守舍，魂不依体，凡魇者，切不可执灯照之，但向暗中呼其名即醒。又法，啮患人足大趾甲侧即苏。又法，用牙皂末吹入鼻中亦妙，若经一二更者，亦可灸之。又一法，灸大敦穴，七壮即醒。

卷之四

手足证略

手足为诸阳之本，阳之气主动，以应天。《经》曰：天有十日，人有手十指以应之；天①有十二行，人有足十趾、茎、垂以应之。又曰：足受血而能步，掌受血而能握，指受血而能摄。故凡人之日用动作，无不藉力于手足，血气盛者则健举轻便，血气衰者则委顿沉重。其中于病也，或伤于风，或伤于寒，或伤于湿，所伤之因有不同，而手足上下之病亦有异。《经》云：风为百病之长。其变无常。湿留关节，令人四肢不仁。风邪从阳而亲上，湿邪从阴而亲下，惟阴寒之气，挟风湿而来，因人之虚，隙以乘之，上下中外无定处。故寒气积而不泻则温气去，血凝涩，脉不通，手足为之挛痛，《经》所谓冬气满在四肢是也。又肺心有邪，其气留于两肘；肝有邪，其气留于两股②；脾有邪，其气留于两髀；肾有邪，其气留于两膝③。此五脏有邪，留为手足之病，而其要皆统于脾。盖脾主四肢，脾脉太过为病，在外则令人四肢不举，脾脏在体为肉，形不足则四肢不用，此可以验脾之虚实，而知手足致病之大略也。

臂痛，人皆谓风寒袭臂而然，不知邪之所凑，其气必虚，宜分别经络而治之。先令病者以两手伸直，其臂贴身垂下，大

---

① 天：《灵枢·邪客》作"辰"。
② 股：《灵枢·邪客》作"腋"。
③ 膝：《灵枢·邪客》作"腘"。

指居前，小指居后，其臂臑之前廉痛者属阳明经，后廉痛者属太阳经，外廉痛者属少阳经，内廉痛者属厥阴经，内前廉痛者属太阴经，内后廉痛者属少阴经。视其何经受病，按经取穴以行灸法，庶无南辕北辙之误。若手肿痛，或指掌连臂腨痛，谓之手气；或臂痛不举，或痈毒仆伤，皆是气血凝滞；臂连肩背酸痛，两手软痹，由痰饮流入四肢。又有血不荣筋而致臂痛者，当养其血，痛自止也。又血燥筋挛，遇寒则剧，此肝气虚弱，风寒客于经络故也。若手足拘挛麻木，又为脾肺气亏，湿邪不化，以致此耳。

痹之为言，闭也。《经》云：风寒湿三气杂至，合而为痹，其风气胜者为行痹，寒气胜者为痛痹，湿气胜者为着痹。其有筋、脉、肌、皮、骨五痹之目，以明春夏四季秋冬五气之所感受，各主一脏也，非三气之外又别有此五症也。所谓行痹者，痛无定处，俗名鬼箭风，又名流火，古云历节风，又曰白虎历节风，昼则静，夜则动，其痛彻骨，如虎啮之状。风痹，痛有定处，或四肢拘挛，关节疼痛，名曰痛风①。着痹者，麻木不仁，《素问》云：营气虚则不仁，卫气虚则不用，营卫俱虚，则不仁且不用。《灵枢》曰：卫气不行则为麻木②。东垣宗之，以麻痹之症，必补卫气而行之。景岳云：治痹之法，祗峻补其阴，宣通脉络，不宜过用风燥之剂，亦《内经》之旨也。又风痹流行上中下三部，乘人脏腑之虚，与血气相搏，聚于关节而作痛。若腿脚生疮，浑身瘙痒，是其人本血虚，因风湿伤脾，脾主肌肉，肌肉腠理为邪壅闭，不得宣达而作痒，此二者专主风湿而

---

① 风痹……名曰痛风：《类证治裁·卷五》："寒胜者为痛痹，寒凝则阳气不行，痛有定处，即痛风。"

② 麻木：《灵枢·刺节真邪》作"不仁"。

言。然又有冷痹、热痹、痰痹、血痹、胸痹、胞痹、肠痹、周痹，当详症脉分别。治之要，不外刘、李二氏[1]所论，一以攻邪为主，邪去则正气自安，一以补正为要，正复则邪气自却，当攻当补，在执经者善行其权也。

腿叉风，憎寒发热，或筋挛肿痛，当阴股沟间。足厥阴之脉，上腘内廉，循股阴，入毛中。人有郁怒，肝气积而不行，下注于腿叉而作痛，或风寒内犯肝肾，阳气留止，亦有此症。人多以为湿热下流，是知其一而不知其二也。

鹤膝风，两膝肿大，胻腿枯细，象如鹤膝之形，俗谓之鼓槌风。总不过风寒湿三气之为病，然肿病必有邪滞，枯细者必因血虚，初起可用葱熨消法，久宜养气滋血为主，再视其外症何如，兼治之可也。

足发热，多属阴虚。如肾水亏耗，胫膝酸软而足热；肝血不足，筋脉隐痛而足热；脾阳下陷，腹胀腿酸而足热。虚劳之人每有此症，然亦有湿热下注，壅遏营卫常行之道，两不相下，其气蒸腾而发热，是又不可视为阴虚而一例治之也。

脚气之疾，东垣谓：实水湿之所为也。初觉即灸患处二三十壮，以导引湿气外出，遂不至成大患。按：古无是名称，自晋苏敬[2]始。其顽麻肿痛者，即《经》所谓痹厥也；痿软不收者，即《经》所谓痿厥也；其冲心者，即《经》所谓厥逆也。自东垣发寒湿、湿热之论，后学泥之，遂成南北二派。不知人

---

① 刘、李二氏：指金代医家刘完素和李杲，二人分别是"寒凉派"和"补土派"创始人。

② 晋苏敬：疑为唐代苏敬。《中国医籍考·卷四十六》："考脚气，即《素问》所谓厥疾，至唐始有此名，治法亦渐以详备，然李暄及苏敬、徐王、唐侍中诸家之书，今多不传。"

在气交之中，正变邪感，何地不然？非南人不患北病，北人不患南病也。在善治者，察明经络所起，复审六气中何气当之。如病者头痛，目眩，项强，腰脊、身体、经络、外踝之后、循京骨至小趾外皆痛，太阳经症也；如翕翕寒热，呻欠，口鼻干，腹胀，髀膝膑中循胻外廉下足跗，入中趾内间皆痛，阳明经症也；如口苦，上喘，胁痛，面垢，体无光泽，头目痛，缺盆并腋下如马刀肿，自汗，振寒发热，胸中、胁肋、髀膝外至胻绝骨、外踝及诸节趾皆痛，少阳经症也；如腹满，夹咽连舌系急，胸膈痞满，循胻骨下股膝内前廉、内踝、过核骨后、连足大趾之端内侧皆痛，太阴经症也；如腰脊痛，小趾之下连足心、循内踝入跟中、上腨内、出腘中内廉股肉皆痛，上冲胸咽，饥不能食，面黑，小便淋闭，咳唾不已，善恐，心惕惕如人将捕之，小腹不仁者难治，此少阴经症也；如腰胁偏疼，从足大趾连足跌上廉、上腘至内廉、循股、环阴、抵小腹、夹脐诸处胀痛，两脚挛急，嗌干，呕逆，洞泄，厥阴经症也。以上六经，各随其气所胜者而调之，庶无有误。

痿症，又名软风，手足痿软而无力，百节缓纵而不收。《经》分五脏之热，名病其所属，皮、脉、筋、肉、骨五痿是也。肺热叶焦，则皮毛虚弱急薄，着则生痿躄。心气热则下，脉厥而上，上则下脉虚，虚则生脉痿。肝气热则胆泄，口苦，筋膜干，筋膜干则筋急而挛，发为筋痿；脾气热则干而渴①，肌肉不仁，发为肉痿。肾气热则腰脊不举，骨枯而髓减，发为骨痿。此五痿者，《经》从脏气所要者，各举其一以为例。会而通之，则五劳、五志、六淫尽得成五脏之热以为痿也。丹溪会

---

① 干而渴：《素问·痿论》作"胃干而渴"。

合经旨，谓泻南方则肺金清，而东方不实，何脾伤之有？补北方则心火降，而西方不虚，何肺热①之有？诚为治痿之大法。又诸痿之病，未有不因阳明虚而得者，治痿独取阳明，确有真见，外此无余义矣。

转筋病，仲景谓其臂脚直②，脉上下行，微弦。足太阳之下，血气皆少，则善转筋，踵下痛。又云：诸筋者，皆属于节。又云：肝血虚，筋无所养，转结而痛。此与伤寒异也。夫伤寒霍乱者，其本在于阳明胃经也，阴阳反戾，清浊相干，上下相离，营卫不能相维，故转筋挛痛，经络乱行，暴热吐泻。中焦，卫气所主也。有从标而得之者，有从本而得之者，有从标本而得之者。六经之变，治各不同，察其脉色，知犯何经，随经标本，各施其治，则拨乱反正之功，可收效于须臾之顷也。

手足证治

肩臂冷痛　凡人肩臂冷痛者，每遇风寒，肩上多冷，或日须热手抚摩，夜须多被拥盖，庶可支持。此以阳气不足，气血衰弱而然，若不预为之治，恐中风不遂等症由此而成也。须灸肩髃二穴，方免此患。盖肩③系两手之安否，环跳系两足之安否，此不可不灸，轻者七壮，风寒甚者十四壮，或分二三次报之，但不可过多，恐臂细也，若灸环跳则四五十壮无害。

又法，灸膏肓、肩井。

---

　　①　热：《丹溪治法心要·卷六》作“伤”。
　　②　仲景谓其臂脚直：《仲景伤寒补亡论·卷十七》：“叔和曰，转筋为病，其人臂脚直。”
　　③　肩：《类经图翼·针灸要览》作“肩髃”。

臂痛不举

肩井　肩髃　曲池　渊液　曲泽臂肘挛痛　后溪项强肘痛　太渊手腕痛　阳谷手膊痛

手臂红肿

液门　中渚

受湿手足拘挛

曲池　尺泽　腕骨　外关　中渚　五虎在手食指、无名指背间，本节前、骨尖上各一穴，握拳取之，主治手指拘挛

臂腕五指疼痛

腕骨　支正

四肢麻战踡挛

中渚

五痹

曲池　外关　合谷　中渚　膏肓　肩井　肩髃

上中下三部痹痛

足三里

冷痹

阳陵泉

足痹不仁

腰俞　悬钟湿痹趾疼同治

手背痈毒

中渚

浑身瘙痒麻痹

风市　悬钟

腿叉风

肾俞　环跳　阳陵泉　悬钟　昆仑

膝风肿痛

足三里　阳陵泉　阴陵泉　太冲　昆仑

足发热

涌泉　然谷

膝胫冷痛

曲泉　厉兑

膝膑肿痛

厉兑　此穴合隐白，治梦魇①。

脚气　忽觉有虫自足心行至腰中即晕绝，久方苏醒，此真脚气也，初觉即宜灸。

足三里　悬钟　绝谷　风市　肩井　阳陵泉　阳辅　昆仑
照海　太冲

白虎历节风

风市　此穴在膝上七寸外侧两筋间。又法，令正身平立直，随两手着腿，当中指头尽处陷中是穴灸三五壮。《玉龙》②：兼阴市，能治脚膝乏力。

---

① 魇：疑为"魇"。
② 玉龙：《类经图翼·玉龙赋》作"风市阴市，驱腿脚之乏力"。

两足转筋

阳陵泉　承山　丘墟　三阴交　照海　脚踝内筋急灸内踝四十壮，外筋急灸外踝四十壮

腿膝冷痹，鹤膝风

阳陵泉　环跳　风市

湿痛两腿疮痒

血海

寒湿筋挛疼痛

环跳　风市

痿症

涌泉　阴谷　阳辅

足内廉肿痛

肩井　三阴交　大敦

足腕肿痛

解溪　丘墟

寒湿脚疮

取足跗上三寸许，足腕正中陷处是穴，灸七壮神效，此穴当即是解溪穴　照海

手足逆冷

大都

仆伤肘背痛

肩井　阳池

足腨肿不得履地

昆仑

二阴证略

夫二阴者，所以通水道、传糟粕，为地道之要会也。《经》曰：浊阴出下窍。下窍者，下焦之窍也。凡人饮食入胃，其精气先输脾归肺，上行春夏之令，以滋养周身，乃清气为天者也。升已而下输膀胱，行秋冬之令，为传化糟粕，转味而出，乃浊阴为地者也。人能顺四时之气，起居有时以避寒暑，饮食有节，及不暴喜怒以顺神志，常欲四时均平而无偏胜则安。不然，外感六气之淫，内动五志之火，则大小便不通或不禁，遗精、浊淫、诸淋、痔、疝之症作矣，分列各条于后。

梦遗、精滑，丹溪分为二症，谓梦与鬼交为梦遗，不因梦感而自遗者为精滑。其实总为一，遗精也。戴氏云①：遗精得之有四，有用心过度，心不摄肾，以致失精者；有因思色欲不遂，致精失位，输泻而出者；有色欲太过，滑泄不禁者；有年壮气盛，久无色欲，精气满泄者。其所由不同，其状亦不一也。考古治梦遗方，属郁滞者居大半，是又不专主于固涩也。如果肾虚精滑，宜治以补涩；若属郁滞，宜治以通利；如湿热内蕴，当从脾胃酌治；如欲火大炽，思想无穷，当从心治。医家大法总不外此数者，审而用之可也。

白浊之症，《经》所谓思想无穷，入房太甚，发为白淫。又脾移热于肾，出白，二者皆随溲而下也。又有湿痰流注者，有

---

① 戴氏云：所引内容见《丹溪心法·卷三》。《丹溪心法》乃由朱震亨（丹溪）门人戴元礼等辑录而成。

胃中浊气下流，渗入膀胱者。丹溪谓：赤浊者，为心虚有热，由思虑而得之；白浊者，为肾虚有寒，因嗜欲而得之。又曰：赤属血，因小肠属火故也；白属气，由大肠属金故也。《灵枢》谓：中气不足，溲便为之变，必先补中气，使升举之，而后分其脏腑、气血、赤白、虚实以治，方得经旨。

精冷无子，何以明之？有禀受先天北方寒水之气，肾脐常冷而不温，虽当壮盛之年，亦随肝阳鼓动而施泄。然气体本寒，如春行冬令，万物不得遂其生，此不可以法治。有劳伤少阴之脏，真阳失守，寒气留止所藏之精，故无冲和生化之气可用矣，法以散寒助暖，则阳施阴化，自得其平。《易》曰：男女构精，万物化生。男女者，乾坤之道也。乾以中爻之坤而成坎，坤以中爻之乾而成离，坎为水，离为火，水中得火，而既济之象成焉。若火独炎上，水独润下，水火不交，则为未济，何生化之有？《灵枢》曰：两神相搏，合而成形，常先身生，是谓精。精冷者，肾气虚寒也。

淋症，大纲有二：一曰湿，脾受积湿之气，小便黄赤，甚则淋；一曰热，风火郁于上而热，其病淋是也。分而言之，有石淋，小便下如沙石；有劳淋，劳倦即发；有血淋，心主血，气通小肠，热甚则搏于血脉，血得热则流行入胞中，与溲俱下；有膏淋，肥液若脂膏，又名肉淋；有气淋，胞内气胀，小腹满，出少，善数，尿有余沥；有冷淋，冷气客于下焦，邪正交争，满于胞内，水道不宣，先寒战，然后便数成淋。学者能识其大纲，悉其条目，淋之为病无遁情矣。又有胞痹者，《经》云：小①腹膀胱按之内痛，若沃以汤，涩于小便，上为清涕，此因

---

① 小：《素问·痹论》作"少"。

风寒湿邪气客于胞中，则气不能化出，故胞满而水道不通，症似淋而非淋也。

二便之病，皆由于气。邪气实则秘塞不通，正气虚则遗泄不摄。如大便秘者，有风秘、冷秘、气秘、热秘。有老人津液干燥，及妇人分产亡血，或发汗利小便，病后气血未复，皆能作秘。洁古云：脏腑之秘，不可一概治疗。仲景云：脉有阳结、阴结者。其脉浮数而能食、不大便者，阳结也。脉沉迟而不能食、身体重、大便反硬，阴结也。东垣云：阳结者，散之；阴结者，热之。如腹中积痛，亦阴结也，故灸法为宜。小便不通者，东垣云：皆邪热为病，分在血在气而治之。如渴而不利者，热在上焦肺分，不渴而小便不通者，热在下焦血分。《内经》云：无阳则阴无以生，无阴则阳无以化。又云：膀胱者，州都之官，津液藏焉，气化则能出矣。丹溪用吐法以提其气，气升则水自降，亦取其气化而已。又：三焦者，决渎之官，水液出焉。灸家治小便不利，但取三焦穴，不取膀胱也。遗尿者，心肾气虚，阳气衰冷，致令膀胱失传送之度，溺出不自觉也。《经》云：膀胱不约为遗溺。又谓：督脉生病、肝所生病，皆遗溺。以二经循阴器，系廷孔，病则营卫不至，气血劳劣，莫能约束水道之窍，故遗失不禁也。若遗溺偏坠，乃肝肾之病也，尿血精出，又兼心肺之症。总之，二便为病，多由脾胃不能转输，寒热虚实，脏腑相干，各有所因，宜考诸明论，而细为分辨也。

疝病，睾丸胀痛及少腹，足厥阴经之病也。《经》云：任脉为病，男子内结七疝，女子带下瘕聚。又：督脉生病，从少腹上冲心而痛，不得前后，为冲疝。又曰：脾传之肾，病名曰疝瘕。又：三阳为病，发寒热，其传为癞疝。又：邪客于足厥阴之络，令人卒疝暴痛。《灵枢》曰：足阳明之筋痛①，为癥疝，腹筋急；足太阴之筋病，阴器纽痛，下引脐，两胁痛；足厥阴之筋病，阴器不用。此《灵》《素》言疝，各从诸经脉所生。张仲景言皆由寒邪得之，后人更立七疝之名，曰寒、水、筋、血、气、狐、癫是也，分言病状，各立方主治，可谓详且尽矣。然此统言两丸俱病，又有偏一者，不可不明。夫人有两肾，其左肾属水，水为血属，统纳左之血者，肝木之职，故诸寒收引则血泣，所以寒血从而归肝，下注于左丸。其右肾属火，火为气属，统纳右之气者，肺金之职，故诸气愦②郁则湿聚，所以湿气从而归肺，下注于右丸。且睾丸所络之筋，非尽由厥阴，而太阴、阳明之筋亦入络也，常见人偏患于左者，则痛多肿少，偏于右者，则痛少肿多，此其验也。

前阴痛，《经》云：太阴司天，湿气下临，肾气上从，阴痿气衰而不举。阴痿者，皆耗散过度，伤于肝筋所致。《经》谓足厥阴之经，其病伤于内，则阴痿不起是也。又云：足厥阴之筋，伤于热则纵挺不收，伤于寒则阴缩入，治在行水清阴气是也。茎中痛者，是厥阴经气滞，或寒湿凝聚，或湿热下注，或血虚胀痛，或气虚隐痛，当视其所以而观其所由，若病淋作痛，又当别论。

痔漏，多由酒色过度，湿热充乎脏腑，溢于经络，下坠谷道之左右，冲突为痔，久不瘥，变为漏也。《内经》所谓因而饱食，经脉横解，肠澼为痔。又谓少阴之复为痔。又督脉生病癃痔。巢氏有五痔之论，谓肛边生鼠，突出在外，时时出脓血，

---

① 痛：《景岳全书·杂证谟》作"病"。
② 愦：疑为"愤"。

牡痔也；肛边肿生疮而出血者，牝痔也；肛边生疮，痒而复痛出血者，脉痔也；肛边肿核，痛发寒热而血出者，肠痔也；因便而清血随出者，血痔也。又有酒痔，肛边生疮，亦有血出；有气痔，大便难而血出，肛亦出外，良久不收。诸痔皆由气血劳损，久成痔漏，至若溃出黄水，则又为湿热矣。更宜于东垣方论求之。

秘传痔漏隔矾灸法：皂矾一斤，用新瓦一片，两头用泥作一坝，先以香油刷瓦上，焙干，却以皂矾置瓦上煅枯，为末；穿山甲一钱，入紫罐内煅存性，为末；木鳖子亦如前法煅过，取末二钱五分；乳香、没药各一钱五分，另研。上药和匀，冷水调，量大小作饼子贴疮上，用艾炷灸三四壮，灸毕，就用熏洗药先熏后洗，日六。三五日后如前法再灸，以瘥为度。熏洗方：皂矾如前制过，约手规二把，知母末一两，贝母末一两，葱七茎，先用水煎葱三四沸，倾入瓶内，再入煎药，令患者坐瓶口上熏之，待水温，倾一半洗患处，留一半俟再灸，复热熏洗，以瘥为度。

脱肛症，久利、产妇、小儿、老人多有此疾。产妇用力过度，久利气血下陷，小儿气血未充，老人气血已衰，故肛易出，不得约束禁固也。肛门为大肠之候，肺与大肠相为表里，肺脏蕴热则闭，气虚则脱，当审其因以治之。

二阴证治

梦遗精滑鬼交

春秋冬三时可灸：

膏肓　肾俞灸随年壮①　命门遗精不禁，五壮立效　白环俞　中极　三阴交　中封　然谷　三里　关元　气海　大赫　精宫②　丹田

失精，膝肿冷痛

曲泉

白浊

脾俞　小肠俞　气海　章门　关元　中极

精冷无子

肾俞

淋痛

列缺　中封　膈俞　肝俞　脾俞　肾俞　气海　石门血淋　间使能摄心包之血　三阴交劳淋　复溜血淋　涌泉血淋

尿血精出

列缺

遗尿偏坠

少府

小便不通利

三焦俞　小肠俞　三阴交　中极兼腹痛　中封　太冲　至阴

大小便不通

大肠俞　膀胱俞

---

① 随年壮：随年龄的大小而决定艾灸的壮数，即年几岁，灸几壮。

② 精宫：志室穴别名。《医宗金鉴·刺灸心法要诀》："遗精灸精宫穴，其穴在脊之十四椎下，左右傍开各三寸，灸七壮。"

大便秘结，腹中积痛

章门　巨阙　太白　支沟　照海　大都　神阙即脐中，用包豆为饼，填入脐中，灸三五壮

小便失禁

气海兼小儿遗尿　关元　阴陵泉　大敦　行间

大肠下气

百会

胞痹　小腹膀胱，按之内痛，若沃以汤，涩于小便，上为清涕，脉宜大而实，忌虚小而涩。

三阴交

疝气

大敦　肩井癞疝　章门　气海　归来　冲门　关元主癞疝偏大，灸百壮　带脉　会阴　三阴交肝脾　大溪寒疝　太冲　隐白脾疝　承浆　筑宾　涌泉　然谷　水道　陷谷　曲泉癞疝

足大趾爪甲穴　并足，合两拇趾爪甲，以一艾炷灸两爪端方角上，七壮，治癞疝阴肿大效。

手小指端　治癞疝，灸七壮，左灸右，右灸左。

足大趾本节间　治癞卵疝气，灸三壮。

足大趾内侧去端一寸白肉际　灸随年壮，甚验，若双癞，灸两处。

阴肿欲溃　灸足大拇趾本节横纹中五壮，一云随年壮。

阑门　在阴茎根两旁各开三寸，灸二七壮，治木肾①偏坠。

---

① 木肾：睾丸肿不痛，或小儿疝久，阴囊坚硬如石，名为木肾。

一法，于关元旁①相去各三寸青脉上，灸七壮。一法，令病人合口，以草横量两口角为一折，照此再加二折，共为三折，屈成三角如"△"样，以上角安脐中心，两角安脐下两旁，当两角处是穴。左患灸右，右患灸左，左右俱患，即两穴俱灸，艾炷如麦粒，十四壮或三七壮，即安。

阴痿

命门　肾俞　气海　然谷　阳谷

阴挺

曲泉　太冲　然谷　照海

阴缩

中封

茎中痛

列缺　行间　阴陵泉

痔漏

命门　肾俞　长强<small>五痔便血最效，灸随年壮</small>　三阴②<small>痔血</small>　承山<small>久痔</small>　阳谷　太白

凡痔疾肿大热甚者，先以槐柳枝煎汤，乘热熏洗过后，用壮盛男子篦下头垢捏成小饼，约厚一分，置痔上，又切独蒜片厚如钱者，置垢上，用艾灸二七壮，或三七壮，无不消散。又法，单用生姜切薄片，放痔痛处，用艾炷于姜上灸三壮，黄水即出，自消散矣。若有二三个者，依前逐个灸之，神效。

---

① 旁：《类经图翼·针灸要览》作"两旁"。
② 三阴：《类经图翼·针灸要览》作"三阴交"。

脱肛

百会三壮　此属督脉，居巅顶，为阳脉之都纲，统一身之阳气。凡脱肛，皆因阳气下陷。《经》云：下者举之。故当藉火力以提之，则脾气可升而门户固矣，小儿亦然。

胃俞　长强

又有洞泻寒中脱肛者，灸水分百壮，内服温补药，自愈。

少腹外肾痛

丘墟

妇人证略

妇人之病与男子同，惟调经种子、胎前产后与男子异。其同者已具见于各条，其异者自当别为表著。《易》曰：一阴一阳之谓道。乾道成男，坤道成女，男秉乾道之阳，其性刚而明，女秉坤道之阴，其性柔而晦。故其生病也，大半由于七情郁结，中气不能舒畅，气不舒则血遂不能循行无滞，气血交病，因致月事失常、崩带癥瘕之病作。冲任之脉有伤，生化之机日薄，是故苗而不秀，秀而不实，甚至终身不孕者有之，而且积忧生热，积热生痰，延及虚劳者有之。沈谧①云：妇人女子之病，常浮于男子十九，其喜怒哀乐，发而中节者寡，欲诊问而识所因，盖亦难矣。《经》曰：怒则气上，喜则气缓，悲则气消，恐则气下，寒则气收，热则气泄，惊则气乱，劳则气耗，思则气结，九气不同，百病皆生于气。女子善怀②，气病为多，气病而血未有不病者，今特取妇科之要者数则，详述于后。

---

① 沈谧：未详其人。所引语义见《校注妇人大全良方》。
② 怀（pēi 胚）：恐惧。

月经不调，血结经闭。岐伯曰：女子二七，肾气盛，齿更发长而天癸至，任脉通，太冲脉盛，月事以时下。月者以三旬一见，以象月盈则亏也。经，常也，行有常期而不失其候也。《内经》曰：饮食入胃，游溢精气，上输于脾，脾气散精，上归于肺，通调水道，下输膀胱，水精四布，五经并行。东垣先生所谓脾为生化之源，心统诸经之血，诚哉是言也。窃谓心脾和平则经候如常，苟或七情内伤，六淫外侵，饮食失节，起居失宜，脾胃虚损，心火妄动，则月经不调矣。如经行头晕，肝伤风动也；经乃欲行，腹中绞痛者，血涩也。夫经水，阴血也，属冲任二脉，上为乳汁，下为月水。《内经》云：二阳之病发心脾，有不得隐曲，故女子不月，其传为风消。又曰：月事不来者，胞脉闭也。薛立斋云：女子不月，有因脾虚而不能生血者，有因脾郁伤而血耗损者，有因胃火而血消烁者，有因脾胃损而血少者，有因劳伤心而血少者，有因怒伤肝而血少者，有因肾水不能生肝而血少者，有因肺气虚不能行血而闭者。治宜察脉辨症，各随其所因而调之。《经》所谓损其肺者益其气，损其心者调其营卫，损其脾者调其饮食、适其寒温，损其肝者缓其中，损其肾者益其精是也。

妇人血崩，症状非一，所感亦异。《经》曰：阴虚阳搏谓之崩。又云：阳络伤则血外溢，阴络伤则血内溢。《产宝》① 分阴崩、阳崩，受热而赤谓之阳崩，受冷而白谓之阴崩。薛氏云：有因脾胃虚损，不能摄血归源；或因肝经有火，血得热而下行；或因肝经有风，血得风而妄行；或因怒动肝火，血热而沸腾；或因脾经郁结，血伤而不归经；或因悲哀太过，胞络伤而下崩。

---

① 产宝：通常指《经效产宝》，查该书未见所引内容。

治疗之法，当各随其经之所病。东垣、丹溪诸先生云：凡下血症，须用四君子以收功，斯言厥有旨哉。

淋带赤白。《经》曰：任脉为病，男子内结七疝，女子带下瘕聚。又曰：脾传之肾，名曰疝瘕，小肠①冤结而痛，出白，一名曰蛊，所以为带下冤结也。《产宝》带下三十六疾，乃十二瘕、九痛、七害、五伤、三固，谓之三十六病也。陈自明②云：妇人带下，其名有五。因经行产后，风邪入胞门，传于脏腑而致之。肝病色如青泥，心病色如红津，肺病形如白涕，脾病形如烂瓜，肾病黑如衃血。人有带脉，横于腰间，病生于此，故名为带。然亦不全拘于带脉。徐用诚③先生云：白属气，赤属血。东垣先生云：血崩久则亡阳，故白滑之物下流，亦有湿痰流注下焦，或肾肝阴淫之湿胜，或惊恐而木乘土位，浊液下流，或思慕为筋痿。症之所受不同，而治亦各异也。崔氏四花穴治赤白带如神。《撮要》④取中极、白环俞，各灸十五壮，肾俞灸随年壮。海藏谓：带病，太阴主之，灸章门穴，麦粒大，各三壮，神效。

妇人癥瘕，多属血病。癥者，坚也，坚则难破。瘕者，假也，假物成形。古人有五积、六聚、七癥、八瘕之名，内外所感不同，治法亦当以类相从。蛊者，虫病也，血病也。虽内外所感，其积于腹中，与脏气抟结，乃成龙蛇鱼鳖等物，自有活性，故名曰蛊，非鼓胀无物空空之谓也，当须识此。《经》云：

---

① 小肠：《素问·玉机真脏论》作“少腹”。

② 陈自明：字良甫（1190—1270），号药隐老人，南宋医学家，著《妇人大全良方》《外科精要》等。

③ 徐用诚：徐彦纯（？—1384），字用诚，元明间医家，著《玉机微义》《本草发挥》等。

④ 撮要：不详所指，薛己《女科撮要》未见所引内容。

气主嘘①之，血主濡之。若血不流，积凝而为瘕也。瘕者，中虽硬而忽聚忽散，多因六淫、七情、饮食起居动伤脏腑而成，当与痃癖诸症同治，慎勿妄伤元气。

妇人不孕，多因七情所伤，致使血哀②气盛，经水不调，或前或后，或多或少，或色淡如水，或紫如血块，或崩漏带下，或肚腹疼痛，或子宫虚冷，皆不能受孕。《经》云：冲为血海，任主胞胎，二经受病，其在女子为不孕。故凡女子之孕育，以血为主，血不能自生，而又以气为主。欲求种子之法，亦惟以培补命门，顾惜阳气，清心寡欲，使气血充和，不求子而得子，乃天地自然之道也。

妇人屡堕胎者，必以气脉亏损而然，而亏损之由，有禀质之素弱者，有年力之衰残者，有忧怒劳苦而困其精力者，有色欲不慎而盗损其生气者。此外如跌扑、饮食之类，皆能伤其气脉，气脉有伤而胎可无恙者，非先天最完固者不能，而常人则未之有也。且怀胎十月，经养各有所主。一月形如露珠，乃太极动而生阳，天一生水，谓之胚，足厥阴肝脉主之。经水即闭，饮食稍异。二月如桃花瓣，乃太极静而生阴，地二生火，谓之胅③，足少阳胆脉主之。若吐逆思食，名曰恶阻，有孕明矣。或偏嗜一物，一脏之虚，如爱酸物，乃肝经只能养胎而虚也。三月如清涕，先成鼻与雌雄二器，乃分男女，手厥阴心包相火所主，胎最易动。四月始受水精，以成血脉，形象、手足顺成，手少阳三焦脉所主。五月始受火精，筋骨、四肢已具，毛发始生，足太阴脾脉所主。六月始受金精，以成筋，耳目皆成，足

---

① 嘘：《难经·二十二难》作"呴"。
② 哀：当为"衰"。
③ 胅（shèn甚）：肉。

阳明胃脉所主。七月始受木精，以成骨，游其魂，能动左手，手太阴肺脉所主。八月始受土精，以成皮肤，九窍皆成，游其魄，能动右手，手阳明大肠脉所主。九月始受石精，百节毕备，三转其身，足少阴肾脉所主。十月神气备足，乃足太阳膀胱脉所主。惟手少阴、太阳无所主者，专主之官，无为而已。凡堕胎多在三五七月，必当审察所由而预防之。

胎漏，有母气壮盛，荫胎有余而血之溢者，此不必治；有父气薄弱，胎有不能全受而血之漏者，此胎阳本亏，而生子必萎小，当助其胎，不必治其漏。他如怒动肝火，脾虚不能摄血，或血热气滞，或脾肾兼虚，三焦气血俱虚，或劳倦伤而动血，或偶因伤触动血，或冲任气虚，不能约制，血滑易动者，病各有所主也。

妇人转脬①，由脬为热所逼，或忍小便，俱令水气迫于脬，屈辟②不得充张，外水应入不得入，内溲应出不得出，内外壅滞，胀满不通，故为脬转。其状少阴急痛，不得小便，甚者至死不可治。妊娠转胞者，因胎长逼迫于胞，胞为所逼而侧，令人数溲。胞即膀胱也，转胞与子淋不同，小便频数，点滴而痛为子淋，频数出少而不痛为转胞，间有微痛，终与淋异。

产难横生，以儿方转身，产母用力逼之太早，故致儿身未顺，而先露手臂。但令母安然仰卧，稳婆以手徐推儿臂下体，令其正直，复以中指摸其肩，弗使脐带攀系，即生。一法，令产母仰卧，以小针刺儿手脚心三五次，用盐擦之，手脚即缩上，转身而生。

---

① 转脬（pāo 抛）：脐下急痛，小便不通之证，又称"转胞"。脬，膀胱。
② 辟：同"襞"，襞积。

产后诸症，多属于虚，然亦有不虚者、有全实者，不可因丹溪之论执一不化。陈自明云：产后恶露不止，因伤经血，或内有冷气而脏腑不调故也。薛立斋云：有肝气热而不能主血者，有肝虚不能藏血者，有脾虚不摄血、胃气下陷不能统血、脾经郁热而血不归源、怒动肝火而血妄行、肝经风邪而血沸腾，又有气血俱虚者，治勿拘泥。又如产后昏晕，古人多云恶露乘虚上攻，不知此症有二。一曰气脱，因产时去血过多，眼闭、口开、手冷、六脉微细是也；一曰血晕，本由气血所致，然亦有血壅痰盛，形气、脉气皆有余，胸腹胀痛上冲，此血逆症也。若胞衣不下，亦有二端，一因气血虚弱，不能传送，而别无痛胀，但助其气血即下；一因血入胞中，胀大而不能下，以致心腹胀痛，喘急，急宜用药，散血消胀，胎衣自下。又法，以本妇头发搅入喉中，使之作呕，则气升血散，胞软亦自落矣。

妇人乳疾，乳汁乃冲任气血所化，故下则为经，上则为乳。若产后无乳，由于气血之不足，或肥胖妇人痰气壅盛，乳滞不行。乳肿者，因儿吮乳，为口气所吹，致令乳汁不通，壅结肿痛，不急治之，多成痈肿，谓之吹乳。或因无儿饮乳，或儿弱饮少，余乳蓄结作胀，或妇人血气方盛，乳房作胀，以致肿痛，憎寒壮热，不吮通之必致成痈。乳痈一症，属胆胃二腑，热毒气血壅滞，故初起肿痛，发于肌表，或发寒热，或憎寒头痛，烦渴引冷，至数日之间，脓成溃窍，稠脓涌出，脓尽则愈，若气血虚弱，久不收敛则难治。

妇人阴挺，是因胞络伤损，或因分娩过劳，或因郁热下坠，或因气虚下脱，阴中突出如菌如芝，或挺出数寸，痒痛牵引腰腹。大都房室过度，淫欲不遂，多致此症。治以升补固阴为主。又妇人夜梦颠倒，与鬼交通，由于脏腑空虚，阳神不守，故鬼气得以乘之，其状不欲见人，如有晤对，时独言笑，或时悲泣是也。又妇人遗尿，乃心肾之气传送失度之所为也，故有小便涩而流者，有失禁而出不自知者，有产理不顺，致伤膀胱，遗尿无时，又有胞寒脏冷而遗尿不禁，治宜审察，勿损真阴。此皆妇人之病之大略也。

妇科证治

血结，月事不调
气海　中极　照海

经闭
腰俞　照海

血崩不止
膈俞　肝俞　肾俞　命门　气海　中极下元虚冷，白浊　间使　血海　复溜　行间　阴谷　通里

淋带赤白
肾俞　血海　带脉　中封　三阴交　中极白带　气海　肾俞命门　神阙　身交在少腹下横纹中　交仪在内踝上五寸　营池四穴在内踝前后两边池上脉　漏阴在内踝下五分，微动脉上

癥瘕
胃俞　脾俞　气海　天枢　行间　三焦俞　肾俞　子宫子户　中极　会阴　复溜

不孕
三阴交　血海　气海　命门　肾俞　中极　关元　阴廉然谷　照海　胞门在关元左边二寸，子脏门塞，不受精，妊娠不成

气门_{在关元旁三寸}

　　一法灸神阙，先以净干盐填脐中，灸七壮，后去盐换川椒二十一粒，上以姜片盖定，又灸十四壮，灸毕即用膏贴之，艾炷须如指大，长五六分许。

胎屡堕

命门　肾俞　中极　交信　然谷

产难横生

三阴交　合谷

治横逆难产，危在顷刻，符药不灵者，灸至阴穴三壮，炷如小麦，下火立产，其效如神_{穴在右脚小趾爪甲外侧尖上。}

产后恶露不止

中极

产后无乳

前谷

胎漏下血

气门　穴在关元旁三寸，灸各百壮。

转胞腰痛

十七椎穴　灸五十壮。

欲绝产

脐下二寸三分，灸三壮，或至七七壮，即终身绝孕。

欲取胎

肩井　合谷　三阴交

产后血晕

支沟

乳痈膺肿

乳根

乳肿

少泽　临泣

行经头晕，少腹痛

内庭

妇人蛊病

公孙气蛊　太溪水蛊　行间血蛊　内庭食蛊

阴挺痒痛

少府　曲泉

绕脐疒①痛

气海　关元

胞衣不下

三阴交此穴同合谷针之，下胎最速　昆仑

妇人遗尿

横骨　当阴门灸七壮。

夜梦交感

三阴交　灸五壮，男女同治。

---

① 疒（jiǎo 绞）：腹中急痛。

小儿证略

病之最难治者，莫如小儿。小儿口不能言，古人谓之哑科，凡一切疾痛疴痒，莫由达之医人，医者以意消息，其表里虚实，则诚有难然者也。然最易治者，亦莫如小儿。小儿脏腑虽脆弱，固易受病，却是一片天真之气，全无七情六欲。其中病也，必先见于形色，观色之晦明，即可知其寒热；又必发于声音，审其声之宏细，即可知其虚实。又《水镜诀》① 有三关脉，辨色以验五脏，医者心诚求之，果能得其虚实，取效甚速，此又治之易易也。钱仲阳② 《小儿脉诀》云：弦急气不和，沉缓为伤食，促急是虚惊，风浮，冷沉细，消息得其端，脉乱者不治③。又《全幼心鉴》④ 有按眉端法。介宾以强、弱、缓、急四脉验小儿病，最为得要。

思其难，以图其易，则难者不难；视为易，不识其难，则易者不易。常见世俗时医执守数方以为的，将小儿之病以作射的之矢，其中，我力也，不中，尔命也。嗟乎！何其轻尝浅试，忍心夭折一至于此！吴中叶氏有讽切之言，谓近时俗医所用药饵，不分气血阴阳，初则疏散，继为清解，末从消导，尽此不效，别无方法，托言服药已疲，且缓药数日，待其自愈，倘有变症，希企掩饰而已。更有病家延集多医，以为合谋商酌，必

① 水镜诀：明代万全著《片玉心书·水镜诀》，有小儿风、气、命三关脉的论述。
② 钱仲阳：钱乙（1032—1113），字仲阳。宋代著名医家，擅儿科，著《小儿药证直诀》。
③ 弦急气不和……脉乱者不治：《小儿药证直诀·小儿脉法》作"脉乱不治，气不和弦急，伤食沉缓，虚惊促急，风浮，冷沉细"。
④ 全幼心鉴：儿科著作，明代寇平撰。

然稳安，不知筑室道旁①，杂无成见。内有稍通道者，主立一方，众医传视，佥②曰正合吾意，或加一味，或减一味，虚应在事之情。迨药不中病，群相推诿，或侥幸成功，各夸己能，并不识在经在络，汤药乱投，即病家亦不知谁咎谁功，妄加毁誉。此等风气，开自庸医富室，而医事几为若辈坏矣。予亦有医愿数则，附录于后，以明医道实为躯命所关，丝毫不可率略，而小儿尤必加谨焉。

惊风，有急慢二症。急惊之候，壮热痰壅，窜视反张，搐搦颤动，牙关紧急，口中气热，颊赤唇红，饮冷便结，脉浮洪数，此肝邪有余，而风生热，热生痰，痰热客于心膈间，则风火相搏，故其形症急暴，阳症也，实症也。当先治其标，后治其本。慢惊之候，多由吐泻，因致气微神缓，昏睡露睛，痰鸣气促，惊跳搐搦，或乍发乍静，或身凉身热，或肢体逆冷，或眉唇青赤，面色淡白，但其脉迟缓，或见细数，此脾肺气虚，肝邪无制，因而侮脾生风，故其形气、病气俱不足，阴症也，虚症也，当专顾脾胃以救元气。若慢脾之症，由慢惊之后，吐泻损脾，面赤额汗，舌短头低，眼合不开，睡中摇头吐舌，频呕腥臭，噤口，咬牙床，手足微搐，或身冷或身温，或四肢冷，脉沉微，此病传已极，总归虚处，惟脾所受。若逐风无风可逐，疗惊无惊可疗，于此不审其因，泛用祛风化痰之剂，则促其危矣。又撮口脐风，由胎中受热，或初生不慎风寒，遂致聚唇撮口，眼闭口噤，啼声如鸦，或声不能出，或舌上如粟，或口吐白沫，或痰鸣气喘，甚者舌强面青，腹胀青筋，吊肠牵痛，七

---

① 筑室道旁：多作"筑室道谋"，听路人意见造房子，比喻做事没有主见，兼谋划者意见纷纭，终不成事。

② 佥（qiān 千）：都；皆。

日内病者，百无一生，百日内病甚者，亦多不治。若因风动入脐，或冷气传于脾络以致前症者，口内有小泡，急掐破，去其毒水，以艾灸脐中，亦有得生者，治法多端，无如灸法神妙。

龟背者，因小儿初生，客风吹脊，入于骨髓，小儿元气未充，腠理不密，易为风邪所乘，或痰饮蕴结，风热交攻，亦致此症。鸡胸者，由肺热胀满，攻于胸膈，或乳母多食五辛热物，及儿食宿乳而成。钱仲阳云：肺主气，实则闷乱，壅迫于胸间，乃成鸡胸之症。

小儿羸瘦肚大，多属疳症。如手足极细，项小骨高，尻削体痿，腹大脐突，号哭胸陷，是为丁奚。如虚热往来，头骨分开，翻食吐虫，烦渴呕哕，是为哺露。又脑后项边有①如弹丸，按之转动，软而不痛，其内有虫，不速针出，则内食脏腑。肢体痈疽，便利脓血，壮热羸瘦，头露骨高，是为无辜疳。若见白膜遮睛，或泻血而瘦，此为肝疳，又名筋疳，亦名风疳。钱仲阳云：小儿诸疳，皆因脾胃亏损，内亡津液，虚火妄动，或乳母六淫、七情、饮食起居失宜，致儿为患。又因食积腹大，多缘脾胃阳气不足，虚寒作胀。东垣云：寒胀多，热胀少，若脾胃不虚，则运化以时，何致腹膨胀大。此崇本之论，非一家言也。

泄泻霍乱，由于六淫外侵，调护失常，乳食不节。有冷、有热、有食积三者之不同也。冷者，脾胃虚寒，水谷不化，小便白而大便青，或如糟粕，手足厥冷。或兼外感风寒，内伤生冷，身体乍凉乍热，面黑气喘者，不治。热者，脾胃有湿，大便黄而小便赤，口干烦渴，四肢温暖，亦有兼暑受热，而作吐

---

① 有：《景岳全书·小儿则》作"有核"。

泻者，若唇深红，内热大甚不退者，不治。食积者，因伤食过度，脾胃积滞，腹胀发热，吐如酸醋气，泻如败卵臭，此其候也。总之，吐泻不止，脏气日衰，多成慢惊之症，可不慎乎？若霍乱与吐泻，又稍有不同，霍乱之来暴而疾，吐泻之症徐而缓。或以寒凉伤胃，或犯时气阴湿，或因饮食失宜，皆能致之。医者当此紧要关头，不可无定见。

小儿夜啼，有脾寒，有心热。如夜属阴，阴胜则脾脏之寒愈威，脾为至阴，喜温而恶寒，寒则腹中作痛，故曲腰而啼。其候面青白，手腹俱冷，不思乳食，是为脾寒，亦曰胎寒。若见灯愈啼者，心热也，心属火，见灯则烦热内生，两阳相搏，故仰身而啼，其候面赤，手腹俱暖，口中气热是也，究其所自，多由心气之不足。或触犯禁忌，状若鬼祟者，亦有之。

小儿心脾有热，舌下有形如小舌者，名曰重舌。舌肿硬不柔和者，名木舌。若舌下有紫脉牵绊，不语啼哭，名绊舌，用布针①刺脉上数针，即愈。

小儿语迟，钱氏云：心之声为言，小儿数岁不语，由妊母卒有惊动，邪乘儿心，致心气不足，故不能言也。有禀父肾气不足者；有乳母五火遗热，闭塞气道者；有病后津液内亡，会厌干涸者；亦有脾胃虚弱，清气不升而言迟者，宜随经用治。

小儿口转屎气，《经》云：受谷者浊，受气者清。清者注阴，浊者注阳。清者上出于肺，浊者下出于胃。清浊相干，命曰乱气。故宜上者反下，宜下者反上。此不独小儿为然，凡肺胃伤冷，阴阳淆乱者，多致此病。小儿脏腑脆弱，宜温而不宜

---

① 布针：或指日用之针。《寿世保元》亦言"布针"，《幼幼集成》直言"针"。

寒，若乳母喜食寒凉，寒气流入乳中，小儿吮食，不得下化，并胃中积浊，转逆而作屎气，非若胃热口臭之冲人鼻也。

阴肿疝气，多由寒邪所郁，阴囊偏堕，肿痛不可忍，或小腹痛引腰脊，挛曲，身不能直，卒然肿痛。或坐地多时，或邪气外袭，亦有为虫蚁吹者，皆得以致此。

癫痫病，钱仲阳云：小儿发痫，因血气未充，神气未实；或为风邪所伤，或为惊怪所触，亦有娠妊七情惊怖所致。如面赤目瞪，吐舌啮唇，心烦气短，其声如羊者，曰心痫。面青唇青，两目上窜，手足挛掣反折，其声如犬者，曰肝痫。面黑目振，吐涎沫，形体如尸，其声如猪者，曰肾痫。面如枯骨，目白反视，惊跳反折，摇头吐沫，其声如鸡者，曰肺痫。面色痿黄，目直，腹满自利，四肢不收，其声如牛者，曰脾痫。凡有此症，先宜看耳后高骨间，先①有青脉纹，抓破出血，或免其患。此皆元气不足之症也。又有惊痫，心神恍惚，或语言鬼神，喜笑不休；有风痫，怵惕怔忡，痰涎泄泻；有食痫，脾土虚弱，饮食停滞，夜多漩溺。若眼直目牵，口噤涎流，肚膨筋搐，背项反张，腰脊强劲，形如死状，终日不醒，则为痓②矣。

痞气，在肠胃之外，膈膜之间，非可以消伐推荡而去。总由饮食不节，脾胃传化不及，则胃络所出之道渐有留滞，日以益大，因成痞矣。或感寒发热，热后胃气未清，不自知戒口腹，则食以邪留，最易成痞。治此者，不识从胃气推求，则痞未消，而元气已惫矣。

瘈者，筋脉拘急；疭者，筋脉张纵也。《素问》③云：心脉

---

① 先：《景岳全书·小儿则下》作"若"。
② 痓（zhì 制）：为"痉"之讹字。痉挛，又为风病。
③ 素问：当作《灵枢》，引文见《灵枢·邪气脏腑病形》。

急甚者，为①瘛疭，脾脉急甚者，亦为瘛疭。《灵枢》② 云：心脉满大，痫瘛筋挛，肝脉小急，亦痫瘛筋挛。有风热，有虚寒。《经》云：肝主筋而藏血。血亏阳火炽盛，筋无所养，多致此病。营分因寒伤筋为拘急。小儿吐泻后，脾胃亏损，与夫阳气脱陷者，亦多患之。人有忽得痴呆者，失志之病也。忧思过甚，志不能转移，心神因之失守，心包之络，气结痰凝，故冥顽不灵。又有梦魇鬼击者，由于心志不交，心藏神，肾藏志，人寐纳气于肾，肾有所恐则精却，却则上焦闭，闭则肝之魂、肺之魄化变百出，而为邪魇鬼击，气不得升，呼不得出，甚则一夜数发，虚人、小儿多有之。《灵枢·淫邪发梦》篇可参考焉。

癫狂、风痫、五痉、瘛疭③各有不同。《难经》曰：重阴者癫，重阳者狂。狂为痰火实甚，癫为心血不足。《脉经》曰：阴附阳则狂，阳附阴则癫。癫者，或狂或愚，或歌或笑，或悲或泣，如醉如痴，言语有头无尾，秽洁不知，积年累月不愈，俗呼心风。此志愿高大而不遂所欲者，多有之。狂者，病发之时，猖狂刚暴，如伤寒阳明大实，发狂骂詈，不避亲疏，甚者登高而歌，弃衣而走，踰垣上屋，非力所能，或与人语所未常见之事，如有邪依附者是也。风痫者，由热甚而风燥，发则昏不知人，眩仆倒地，不省高下，甚而瘛疭抽掣，目上视，或口目㖞斜，或口作六畜之声，时发时止，与痉病相似。然痉病身强直，反张如弓，不如痫之身软也。夫痉者，即后人误为痓病也。仲景云：身热足寒，颈项强急，恶寒，时头热，面赤目赤，独头

---

① 为：原脱，据《灵枢·邪气脏腑病形》补。
② 灵枢：当作《素问》，引文见《素问·大奇论》。
③ 癫狂、风痫、五痉、瘛疭：所列诸病证治后文未见而见于卷三之"身部证治"，疑有错简。

动摇，卒口噤，背反张者是也。太阳病，发热无汗，反恶寒者，名曰刚痉。太阳病，发热汗出，名曰柔痉[①]。所谓刚痉者，为中风发热，重感于寒而得之。所谓柔痉者，为太阳发热，重感于湿而得之。后人方论，乃以无汗为表实，有汗为表虚，不思湿胜者自多汗出，治者误为表虚，而行温补，能不重增大筋之热欤？

雀盲，昼视通明，夜视罔见。因禀阳气衰弱，遇夜阴盛则阳愈衰，故不能见物也。

口噤不吮乳，因初生拭口不净，恶秽入腹，则令腹满气短，不能吮乳。或为风寒所侵，眼闭口噤，啼声渐小，或不能出声，或口吐白沫，或唇紧撮口，或吼气喘急，喉痰潮响。甚者舌强，面青，腹胀青筋，吊肠牵痛。百日内病甚者，多不治。

小儿脱肛泻血。巢氏云：实热则大便闭结，虚寒则肛门脱出。多因吐泻，脾气虚，肺无所养，故大肠之气虚脱而下陷。又脾胃有伤，营卫虚弱，诸经之血行失常道，故下为泻血。若脏腑撮痛，亦主于脾胃。《经》云：痛者，阴也。又曰：痛者，寒气多也。虽谓多由积滞，然脾胃不虚，则运化以时，何有积滞？若胃气无伤，而腹中和暖，则必无留滞作痛。是痛者，多由乎虚寒也。

小儿证治

急慢惊风

百会　水沟　合谷　大敦　行间　囟会　上星　率谷　尺

---

① 名曰柔痉：《金匮要略·痉湿病脉证并治第二》作"而不恶寒，名曰柔痉"。

泽慢惊　间使　太冲　印堂灸三壮，炷如小麦

撮口脐风

然谷

一法，以艾小炷隔蒜灸脐中，俟口中觉有艾气即效。凡脐风症，必有青筋一道，自下上行，至腹而生两岔，即灸青筋之头三壮，若见两岔，即灸两处筋头，各三壮，十治五六，否则上行攻心不救。

慢脾风

脾俞

龟背

肺俞

鸡胸

乳根

赢瘦骨立

百劳　胃俞　腰俞　长强

食积肚大

脾俞　胃俞　肾俞

泄泻

胃俞　水分　天枢　神阙腹痛乳利甚妙

霍乱

水分转筋　外踝尖上　三壮。

夜啼，心气不足

中冲

疳眼

合谷

重舌

行间

气弱，数岁不语

心俞

口中转屎气　因母食寒凉所致。

中脘　灸九壮，大人十四壮。

阴肿

昆仑

疝气

会阴　大敦

五痫　先怖恐啼叫乃发。

前顶灸顶上旋毛中，炷如麦大，三壮，及耳后青络脉①　长强

囟会　巨阙　章门　天井　内关　少冲

风痫　先出手指如数物状乃发也。

灸发际宛宛中三壮，神庭治吐舌、角弓反张。

猪痫　病如尸厥，口吐青沫，作猪声。

巨阙灸三壮　百会　神门

羊痫　目瞪舌吐，作羊声。

百会　神庭　心俞　肝俞　天井　神门　太冲

---

①　灸顶上……青络脉：《太平圣惠方》作"灸顶上旋毛中三壮，及耳后青络脉，炷如小麦大"，后世医著多引用之。又顶上旋毛中当为百会，与前顶穴位置不符，读者自辨。

马痫 张口摇头，身反折，作马鸣。

百会　心俞　命门　神门　仆参　太冲　照海

牛痫 善惊反折，手掣手摇。

大杼　鸠尾尖下五分，灸三壮，不可多

鸡痫 张手前仆，提住即醒。

申脉

惊痫如狂 灸炷如小麦大，三壮。

金门　仆参　昆仑　神门　解溪

痞气

中脘　章门　脐后脊中七壮

雀目 夜不见物。

灸手大指甲后一寸内廉，横纹头白肉际各一，炷如小麦大。

口噤不吮乳 初生七日内得此症，是客风中脐，循流至心脾二经，遂使舌强唇撮。

承浆穴在唇棱下宛宛中　颊车穴在耳下曲颊骨后　以上二穴各灸七壮。

唇紧

灸虎口，男左女右，七壮，又兼承浆三壮。

吼气

灸无名指头二壮。

脱肛，泻血 脏腑撮痛不可忍。

灸百会二壮。

外科证略

夫人之有生死，主于气血荣枯；人之有疾病，由于气血之失其常度。故痈疽之发，或由气热伤血，或由血热伤气，总之经络阻隔，血气凝结，然亦有阴症阳症，表里虚实之不同。《经》云：五脏菀热，痈发六腑。又云：六腑不和，留结[1]为痈。又云：诸痛痒疮，皆属于心。肺乘肝则为痈，肾移寒于肝，痈肿少气，脾移寒于肝，痈肿筋挛，此皆脏腑之变，又不专主于热，专属于外也。《集验》[2] 云：痈疽之名，虽有二十余症，而其要有二，阴阳而已。发于阳者，为痈，为热，为实；发于阴者，为疽，为冷，为虚。故阳发则皮薄色赤肿高，多有椒眼数十而痛；阴发则皮厚色淡，肿硬如牛颈之皮而不痛。又有阳中之阴，似热而非热，虽肿而实虚，若赤而不燥，欲痛而无脓，既浮而复消，外盛而肉腐。阴中之阳，似冷而非冷，不肿而实，赤微而燥，有脓而痛，外虽不盛而内实烦闷。阳中之阴，其人多肥，肉紧而内虚，阴中之阳，其人多瘦，肉缓而内实。而又有阳变而为阴者，草医凉剂之过也，阴变而为阳者，大方热药之骤也。然阳变阴者，其症多犹可返于阳，故多生；阴症变阳者，其症少不能复为阴矣，故多死。然间有生者，此医偶合于法，百中得一耳。薛立斋云：痈疽有五善、七恶。饮食如常，动息自安，一善也；便利调匀，或微见干涩，二善也；脓溃肿消，水浆不臭，内外相应，三善也；神彩精明，语声清亮，肌肉好恶分明，四善也；体气和平，病药相应，五善也。七恶者，烦躁时嗽，腹痛渴甚，眼角向鼻，泻利无度，小便如淋，一恶也；气息绵绵，脉病相反，脓血既泄，焮肿尤甚，脓色臭败，

---

① 结：《灵枢·脉度》作"则"。

② 集验：《仙传外科集验方》，又名《仙传外科秘方》，外科方书，元代杨清叟撰，明代赵宜真集。

痛不可近，二恶也；目视不正，黑暗①紧小，白暗青赤，瞳子上视，睛明②肉陷，三恶也；喘粗短气，恍惚嗜卧，面青唇黑，便污未溃，肉黑而陷，四恶也；肩背不便，四肢沉重，已溃青黑，筋腐骨黑，五恶也；不能下食，服药而呕，食不知味，发痰呕吐，气噎痞塞，身冷自汗，耳聋惊悸，语言颠倒，六恶也；声嘶色败，唇鼻青赤，面目四肢浮肿，七恶也。症见五善，病在腑者轻，症见七恶，病在脏者危。凡五善之中，见一二善症，疮可治也。七恶之内，忽见一二恶症，宜深惧之。大抵虚中见恶症者，不可救；实症无恶候者，自愈。临症之时，最宜详细明察，须分经络部分，血气多少，腧穴远近，有宜内治者，有宜外治者。《元戎》③云：自外而入者，不宜灸，自内而出者，宜灸。外入者托之而不内，内出者接之而令外。故《经》云：陷者灸之。灸乃从治之意，凡疮疡初起，七日以前即用灸法，大能破结化坚，引毒外出，移深就浅，功效胜于药力。惟头为诸阳所聚，艾炷宜小而少，若少阳分野尤不可灸，灸之多致不救。亦有因灸而死者，盖虚甚孤阳将绝，其脉必浮数而大，且鼓精神，必短而昏，无以抵当火气，宜其危也。又《精要》④云：脑为诸阳之会，颈项近咽喉，肾俞为致命之所，俱不可灼艾。苟不知宜忌，一概混施，非徒无益，而反害之。疡医虽属外科，然其观色脉、辨阴阳、晰经络、分虚实，未有不精乎内而能明乎外者也。

---

① 暗：《薛氏医案·外科枢要》作"晴"。后文"白暗"同。
② 睛明：原作"晴明"，据文意改。指睛明穴处。
③ 元戎：《医垒元戎》，元代王好古撰。
④ 精要：《外科精要》，中医外科著作，宋代陈自明撰。

外科证治

一切疮毒，大痛或不痛，或麻木。如痛者，灸至不痛，不痛者，灸至痛，其毒随火而散。此从治之法也，有回生之功。法用大蒜头去皮，切三文钱厚，安疮上，用艾炷于蒜上灸之，三壮换蒜复灸，未成者即消，已成者亦杀其大势，不能为害。如疮大，用蒜捣烂摊患处，将艾铺上烧之，蒜败再换。如不痛，不起发，不作脓，或阴毒，尤宜多灸。而仍不痛，不起发，不作脓者，不治，此气血大虚之候也。

发背

心俞　委阳一曰在尻臀下一寸六分，大腿上有缝

骑竹马灸①法，主治一切痈疽、恶疮、发背、妇人乳痈。法用薄篾一条，以男左女右手臂腕中，自尺泽穴横纹量起，至中指端尽处，截断为则。却用竹杠一条，令病者脱去上衣，正身骑定，使两人前后扛起，令病人脚不着地，仍令二人扶之，勿使伛偻摇动，却将前所量篾从竹杠坐处尾骶骨下着扛量起，贴脊直上，至篾尽处用墨点记，此非灸穴。更用薄篾量手中指同身寸二寸，平于脊中墨点处，各开一寸是穴，灸五七壮。一曰疽发于左则灸右，发右则灸左，甚则左右皆灸。盖此二穴乃心脉所过之处，凡痈疽皆心火留滞之毒，灸此则心火流通而毒散矣，起死回生之功，屡试屡效。

左右搭手兼灸会阳。

脑顶后疽　一名天疽，俗名对口。

神灸经纶

一九六

---

①　骑竹马灸：据今人研究，骑竹马灸穴约当第7胸椎棘突下，后正中线旁开1.5寸，即膈俞穴部位。

男左女右，脚中趾下俯面第三纹正中，用蕲艾灸七壮。

乳痈疽岩，乳气，乳毒，侵囊近膻中者是

肩髃　灵道　温溜小人七壮，大人二七壮　足三里　条口乳痈

下巨虚各二七壮

肺痈

膻中　肺俞　支沟　大陵　肾俞　合谷　太渊

项上偏枕

风门灸二七壮

玉枕发　生脑后发际中，肿起引鼻闭塞。

风府穴在项后入发际一寸，灸三七壮

项疽　生于项中，当脊，不能回顾。

天宗在肩胛骨下有陷处，灸七壮

疔疮

用大蒜烂捣成膏，涂疔四围，留疮顶以艾炷灸之，以爆为度，如不爆，难愈。宜多灸至百余壮，无不愈者。

鼻疔　生于鼻内，痛引脑门，不能运气牙闭不开，鼻大如瓶，色黑者，不治。

腕骨穴在掌末侧陷中，灸七壮，炷如绿豆大

黑疔　生耳中，赤肿连腮。

后溪穴在手小指外侧本节后，捏拳，横纹尽处，灸七壮

颊疔　生面颊骨尖高处，发时寒战，咬牙，口不能开。

外关

注节疔　生指节缝中，肿痛连肘臂。

合谷①

合疔　一名虎口发，有小黑泡，起大指节尾中。

内关　间使

鬓疽

伏兔

唇疽

犊鼻

牙疽

外踝尖上，灸三壮，炷如绿豆大。

瘰疽　生耳下半寸，形如鸡子，脓长流，经年不瘥。

天井穴在肘外一寸，灸三七壮

透脑疽　生当鼻上，如鸡子，坚硬，按痛连心。

中都

对口疽　生项后。

神门

虎口疽　生承浆内。

后顶

发疽　生当背脊外两旁，坚赤而肿，近膏肓穴。

心俞

背疽症不一，有背气发、莲子发、荷叶发、脊发，当观其色，赤肿痛易治，又须得月令，生身则吉；春黄夏黑不治，如得月令，急以骑竹马法灸之，须服乳香托里散：

---

①　合谷：原作"合骨"。《外科大成·卷一》："合谷穴，治鱼肚疔、注节疔。"

绿豆粉一两　乳香五钱，研细　甘草浸汤调下二钱，专托毒气，不使入心。再用国老膏：

大粉草五两，锉细，用长流水浸一宿，慢火瓷器内浓煎，去滓，再煎如饴糖，每服一二匙，用无灰酒调下，候利为度。良久烣肿渐渐消去，视其渐消，第三日便安矣。但灸疮烣发异常，内如虫行形状，流出清水，四五日方定，仍服五香连翘饮：

沉香　木香　丁香　乳香另研　连翘　升麻　射干　木通
生黄芪　大黄略炒　粉草　独活五钱　麝香二分　桑寄生一钱五分

共十四味，除麝香一味，余皆入银器内煎好，再下麝香，和匀温服，能疏散郁毒之气。

救膜护心丸：

白矾一两，生研　黄蜡五钱，溶化，入矾和匀，急手丸如梧子大，每服十丸，或米饮或酒下，未破皆效

此表里内外相须调治，大可活人，功效匪浅。

肾疽　生十四椎两旁。

合阳

附骨疽　生脚外鱼肚上。一云环跳穴痛，恐生附骨疽也。

大陵　悬钟　昆仑

兑疽　生臂上兑肉端。

神门

穿骨疽①　生手掌后三寸两筋间，大如鸡子，坚如石按痛至骨。

神门

乐疽　生臂内，坚如鹅子，按之痛彻骨，时恶寒。

腋门

---

① 疽：《医宗金鉴·外科卷》作"疽"。

髎疽 发于肩腋，相连肿。

会宗

鱼肚疽一名蛇头疔 发于手中指中节，令人寒战咬牙。

合谷

心疽 当心两乳之中，先热后寒，赤肿引背痛。

阴谷

咬骨疽 生于里股，无形作痛，盖毒气在骨中所发。

阴包在膝上四寸两筋中，灸三七壮

疝疽 生阴器之右，连阴子肿者，痛引两胁。

蠡沟

坐马疽 生阴前后中间，在右名下马痈，在左名上马痈，在内尖头者名鹳口疽。

用前隔蒜灸法，宜先服护心散，以防火气入内。

渊疽 发于肋下，一窍有声，如婴儿泣，用膏药或纸贴之则不能出声。

阳陵泉

腿骨疽 发于大腿之侧，痛甚彻骨，皮肤不肿不赤。

绝骨

阴疽 在内股，其形长阔二寸许，下易治，上难治，其色微赤，痛甚曲膝，不能屈伸。

商丘

腹疽 生于脐下，横而微肿，痛甚牵引脊背。

箕门

穿踝疽 生内踝骨中，发肿，内外痛甚，不能行动。

隐白

鱼口疽 发于少腹之下，腿根之上，折纹缝中一名便毒，又名血疝。

隐白

喉痈 生咽喉之下，赤肿连喉，痛甚，不能饮食。

少冲

臑痈 生臂上，连肩青肿，长而坚者。

少海

肘痈 生肘尖上，不能舒伸，令人肩背痛。

间使

石榴痈 发于臂上，各经俱有，先肿，后皮翻开，无法可治，惟用菊花汤洗净，又用菊花烧灰，同轻粉和匀敷之。

天井

胸痈 生两乳中上二寸，其症头痛，心虚体倦，其色赤肿。

郄门

胁痈 发于右胁下，长五寸许，阔三寸，微肿，寒战，小腹痛。

冲门

气痈 生胸间乳上三寸，赤肿，痛甚。

灵道

赫痈 生脐旁，大如瓜，凸出如瘿瘤。

阴谷 筑宾

胃痈 生于左者名胃口疽，生于右者名胃口痈。

曲池 内关

肾痈 自肾俞穴起。

会阳

幽痈 生脐下五寸，大如鹅子，令人寒战，咬牙，痛连两胁。

筑宾

裤裆痈　生于阴器之底，近肛边，阴子①肿赤，痛连腰背。

三阴交

手背痈

中渚

瘰疬

间使灸五壮，左灸右，右灸左　外关灸三壮，结核同治　天井灸五壮

内服养营汤，其病自消，唯一二个不消者，用癞虾蟆一个，剥去皮盖瘰疬上，用艾灸七壮立消。

蜂窠疬　自左边起，窍皆出脓。

肩髃　曲池　此二穴乃治疬之秘法也。

天池　天井　三间

锥锐疬　自右边生起。

肩髃　曲池　天井

盘蛇疬　延颈生者。

肩尖即肩髃　肘尖即曲池　人迎　肩外俞　天井　骑竹马灸三七壮

瓜藤疬　胸前生者。

肘尖　少海　骑竹马灸

马刀疬　腋下生者。

渊腋　支沟　外关　足临泣头②腋俱治　间使治生耳后入发际，微肿，硬如石，引头痛，灸二七壮

---

①　阴子：睾丸。
②　头：《类经图翼·针灸要览》作"颈"。

凡瘰疬出于颏下及颊车边者，当于手足阳明经取穴治之，然肩髃、曲池二穴亦妙。

合谷　足三里　以上感毒深者，灸后再二三报之

隔蒜灸法：用独蒜片从后发核上灸起，至初发母核而止，多灸自效。

瘿瘤

肩髃①　男左灸十八壮，右十七壮；女右十八壮，左十七壮。

天突治一切瘿瘤，初起者甚妙　通天　云门　臂臑　曲池治血、肉、筋、气、石耳后五瘿　中封治气瘿，兼灸膻中七壮　大椎头②瘿　风池　气舍　臑会　天府　冲阳

身面赘疣

当疣上灸三壮即消，亦有止灸一壮，以水滴之，自去。

瘾疹

曲池　阳溪　天井

疮疥

风门　间使　合谷　大陵胸前疮疥

侵脑③　在目锐眦穴中，发下一寸。其症寒战发热，双目痛。

支正

风眉④　生两眉间，长如生爪，皮赤，肿引两目侵眉，痛

---

① 肩髃：原缺，据《类经图翼·针灸要览》补。
② 头：《类经图翼·针灸要览》作"颈"。
③ 侵脑：《外科大成·卷一》："支正穴，治侵脑疽。"
④ 风眉：《外科大成·卷一》："阳谷穴，治风眉疽。"

难忍。

阳谷

马口疮　生于鼻下，肿痛，大如马刀。

郄门

鱼腮　生耳下腮中，发时连牙痛。

四渎

龙泉毒　生人中内。

百会

肩风　生肩上，青肿，甚者痛连两胁。

肩贞

流注　生起于缺盆穴，气复合于天枢穴。

梁丘

气瘀　生腹皮里膜外，状如覆杯。

章门

鹤膝风　发于膝内，股肿疼甚者，见青筋，引足心痛，此症系二阴不足。

三阴交　膝眼穴在膝下两旁陷中

腋气

凡腋气，先用快刀剃去腋毛，乃用好定粉水调搽患处，六七日后看腋下有一点黑者，必有孔如针大，或如簪脚①，即气窍也。用艾炷如米大，灸三四壮，永不再发。

毒疮久不收口

凡患痈疽，溃后久不收口，脓水不臭，亦无死肉者，此因

---

①　脚：《类经图翼·针灸要览》作"尖"。

消败大过，以致血气虚寒，不荣肌肉，治失其宜，便为终身之患。须内服十全大补汤等药，外用大附子，以温水泡透，切作二三分厚，置漏孔上，以艾灸之。或以附子为末，用唾和作饼灸之，亦可。隔二三日再报之，不三五次，自然肌肉长满而宿患平矣。

黄蜡灸法

先以湿面随痈疽肿根作圈，高寸余，实贴皮上，如井口形，勿令渗漏。圈外围布数重，防火气烘肤，圈内铺蜡屑三四分厚，次以铜漏杓盛桑木炭火，悬蜡上烘之，令蜡化至滚，再添蜡屑，随添，以井满为度。皮不痛者毒浅，灸至知痛为度；皮痛者毒深，灸至不知痛为度。去火杓即喷冷水少许于蜡上，俟冷起蜡，蜡底之色青黑，此毒出之征也。如漫肿无头者，亦以湿纸拭之，于先干处灸之，初起者一二次即消，已成者二三次即溃。不敛①，四围顽硬者，即于疮口上灸之，蜡从孔入，愈深愈妙，其顽腐瘀脓尽化，收敛甚速。

豆豉饼灸法

痈疽发背，已溃未溃，用江西淡豆豉为末，量疮大小，黄酒合作饼，厚三分，置患处灸之，饼干，再易一饼。如已有疮孔，勿覆孔上，四布豉饼，列艾其上灸之，使微热，勿令肉破，如热痛急易之，日灸三度，令疮孔出汗即瘥。

蛴螬灸法

痔瘘恶疮，诸药不验者，取蛴螬剪去两头，安疮口上，以艾灸之，七壮一易，不过七枚，无不效者。

---

① 不敛：《医宗金鉴·外科心法要诀》作"疮久溃不敛"。

神灯照法

方用　朱砂　雄黄　血竭　没药各二钱　麝香四分

共为细末。每用三分，红绵纸裹药，搓捻长七寸，麻油浸透，用火点着，离疮半寸许，自外而内，周围徐徐照之，火头向上，药气入内，毒气随火解散，自不致内侵脏腑。初用三根，渐加至四五根，候疮势渐消时，仍照之，但照后即用敷药围敷疮根，比疮晕大二三分为率。疮口用万应膏贴之，如干及有脓，用猪蹄汤润洗之。如已溃，大脓泻时，不必用此照法，惟初起七日前后即起发①。法能使未成者自消，已成者自溃，不起发者即起发，不腐者即腐，实有奇验。

桑柴火烘法

凡痈疽初起肿痛，重若负石，坚而不溃者，用新桑树根劈成条，或桑木枝长九寸，劈如指粗，一头燃着吹灭，用火向患处烘，片时火尽再换，每次烘三四枝，每日烘二三次，以知热肿溃肉腐为度。此古法也，但桑柴火力甚猛，宜于未溃之先，可以生发阳气，速溃速腐。若已溃之后，或疮口寒，或天气寒，或肌肉生迟者，亦须烘之，使肌肉常暖。法以桑木烧作红炭，以漏杓盛之，悬患上，自四围烘至疮口，或高或低，总以疮知热为度，每日烘后再换敷贴之药。盖肌肉遇暖则生，溃后烘法亦疡科所不可缺也。

---

①　惟初起……即起发：《医宗金鉴·外科心法要诀》作"凡痈疽轻证，初起七日前后，神灯照法最宜。"

砚丞医愿

人之有生，禀受五气，养以五味，征为五色，发为五声。五者相得，气血和平，五者一失，疾痰乃生。由外之内，感于六气，由内之外，败于七情。补偏救弊，医擅其名。医者意也，以意消息，贵得精详。在经在络，明辨阴阳。诊视真确，始可立方。勿期幸中，浅试轻尝。兢兢业业，谨志弗忘。顺逆偶失，过责谁当？缅古名医，洞见五脏。剖腹湔①肠，极形无尚。多出神奇，理明义畅。非谓万病，尽可生全，膏肓骨髓，视之了然。慨夫晚近，风气浸薄。冬不潜阳，雷电间作。未春先荣，未秋先落。根浅干柔，花娇实剥。其在于人，质鲜古朴。朝夕营营，声色利贷②。仁厚少存，神气萧索。夭折匪天，本根先斲③。我心鉴此，游艺医林。会以儒理，出以佛心。参形合数，援古证今。七方十剂，运用时钦。究惭浅学，是用规箴。

---

① 湔（jiān 间）：洗。
② 贷：当为"货"。
③ 斲（zhuó 卓）：砍削。

本愿五则

一拙性耽闲散，且有希夷先生之癖①，时或懒于酬应，故不敢悬壶，以完吾璞。

一诊病必详问病因，参以色脉，务得其表里虚实，不敢少存率略。

一立方不拘大小奇偶，必法古而不滞于古，务期当理中病。

一用药不取隐僻奇异之品，用引不过借以引经，不学时习，多选新奇希贵之物，以标异邀名，作难文过。

一病有万变，治亦有万变，非具圣明之质，不能尽彻其微，予或心有疑似，即使就正明哲，不敢苟且误人。

---

① 希夷先生之癖：指喜睡癖好。希夷先生，名陈抟（871—989），唐五代隐士，宋太宗赐号希夷先生。

不治五则

一贪欲无度，怪僻反常者，不治。

一有挟自任，轻医试药者，不治。

一病家乱杂，疑忌多端者，不治。

一家人怨詈，与病人违忤者，不治；

一不守医戒，阳奉阴违者，不治。

凡此五者，皆由人作，苟自知所病，不治亦治，明者鉴之。

校注后记

灸法的起源，已漫衍难考。《左传·成公十年》记载医缓为晋侯视疾："疾不可为也，在肓之上，膏之下，攻之不可，达之不及。"所言"攻"者，可能是现存文献中关于灸法的最早记载。长沙马王堆汉墓出土帛书《足臂十一脉灸经》《阴阳十一脉灸经》《五十二病方》等有较多关于灸法治疗的记载，据考其成书年代早于《黄帝内经》。《黄帝内经》对灸法的起源、操作、适应证及禁忌证等多有论述，奠定了灸法的理论基础。如《素问·异法方宜论》："北方者，天地所闭藏之域也。其地高陵居，风寒冰冽。其民乐野处而乳食，脏寒生满病，其治宜灸焫。故灸焫者，亦从北方来。"又《灵枢·背腧》："以火补者，毋吹其火，须自灭也；以火泻者，疾吹其火，传其艾，须其火灭也。"可见早在先秦时期灸法就已经发展成一种成熟的疗法。秦汉至魏晋时期灸法已多见于中医著作，如《伤寒论》《针灸甲乙经》《肘后备急方》等于灸法均有创见。晋时曹操后人曹翕撰《曹氏灸方》七卷，为灸法专著，惜已亡佚。灸法至隋、唐方盛行，该时期成书的医籍《外台秘要》甚至"不录针经，唯取灸法"。唐代孙思邈是灸疗的积极倡导者，其在《备急千金要方》中对灸疗的取材、方法和适应证等均有开拓性论述，对于灸法的发展影响深远。唐宋时期灸法文献记载渐丰，如《黄帝明堂灸经》《西方子明堂灸经》《扁鹊心书》《备急灸法》等。到明清时，灸法则在大盛与大衰中震荡，一方面这个时期的医家大量整理前人经验，撰写了《灸法秘传》《灸法纂要》《采艾编》等众多灸法专著，另一方面则是清道光二年以"针刺火灸，究非奉君之所宜"为理由的官方禁行针灸事件。《神灸经纶》即在这样一个历史背景下诞生。

《神灸经纶》成书于清咸丰元年，该书全面系统地整理了清中期以前灸法的相关理论和实践，全书重理法而切实用，是一部较好的灸法专著。由于此前刊行不盛，读者和研究人员对其了解不多，故将本书整理过程中收集的一些资料介绍如下。

一、作者小考

《神灸经纶》由清人吴亦鼎（1792—1861）主持撰辑，其孙云路执笔成编。吴亦鼎在引言中自称"古歙"人，"歙"即今安徽东南部歙县周边，为新安医学主要发祥地之一，自古名医辈出，传世著作较多。据今人考证，《歙南昌溪太湖吴氏宗谱》（清人吴念祖修，光绪三十二年刊本）记有吴氏生平。吴亦鼎名步蟾，字定之，号砚丞，亦鼎乃其族名。太学生，擅长医术，从其所撰《神灸经纶》等书来看，对针、灸、药三者皆有涉猎，理论水平较高且临床经验颇丰。吴亦鼎除撰有《神灸经纶》四卷外，另有《麻疹备要方论》一卷传世。步蟾从医与家族熏陶不无关系，其叔祖名广约，字建纲，号湘帆，系步蟾祖父吴广居的四弟，曾官至五品，做过奉直大夫，家谱云其医道高明，"施医屡效，远近衔恩"。其叔父吴与九，名锡我，邑庠生，敕授修职郎即用训导。两人分别为《神灸经纶》《麻疹备要方论》两书作序。

二、版本与馆藏

《神灸经纶》刊刻于清咸丰三年癸丑（1853），后未重刻。该版即为古歙吴氏刻本，又称咸丰三年刻本，其封面牌记右上为"古歙吴砚丞辑"，中行书名题作"神灸经纶"（"灸"实为"灸"之误刻），左下有"谦福堂存稿"款，卷首有湘帆老人吴建纲手书"叙"及作者"引言",卷末附"砚丞医愿""本愿五则"和"不治五则",全书共四卷,255页,近七万字。原书版框高182毫米,宽135毫米,四周双边,单鱼尾,白口,正文版心有书名、卷次、卷目、页码。行款为半页十行,每行二十二字。

《神灸经纶》自刊世以来,屡遭兵祸,致传本稀少,国内古籍书目仅《中国古籍总目·子部》(上海古籍出版社,2010年第1版)载"神灸经纶四卷,麻疹备要方论一卷,藏南京图书馆"。另考有皖南医学院李济仁教授家传本和上海中医药大学裘沛然教授家藏本。李氏为吴氏同乡,于1962年献出家传《神灸经纶》四卷供中医古籍出版社影印,由耿鉴庭作序,何时希手书序文。据耿序此版缺扉页,稍有蠹蚀,惜因"文革"搁置,直到1983年才略去耿序出版。李本的出版扩大了本书的流传,其后《神灸经纶》书籍整理工作多据此版。1964年,裘氏家藏本经当时上海中医学院图书馆蓝晒影印,作为该校馆藏,从影印情况看该版本较完备。南京图书馆藏本是目前唯一公众可参阅的原始版本。

笔者分别对李本(中医古籍出版社1983影印本)、裘本(上海中医药大学蓝晒影印本)和南京本进行了细致阅读和比对,除李本封面未见于影印本外,其余内容三者皆可相互印证。从比对结果看,三者无论是版式结构还是文本内容,甚至细如边栏行线的断续缺失、文字错漏讹误等均相同。因此,可以判断以上三个版本同为咸丰三年古歙吴氏刻本。

在耿鉴庭为李本影印序言中,提到近代曹炳章曾藏有吴氏著作两种,一是《麻疹备要方论》,一即此书。曹氏1936年为上海大东海书局编撰《中国医学大成》时,拟收录该书,其在《中国医学大成总目提要》中评价"亦鼎先生之从灸略针,与西方子、王焘可称鼎足为三，先后媲美"，对吴亦鼎及其著作看重之情，溢于言表。可惜该书因抗日战争爆发未及付梓，故曹氏藏版已不可考。2000年，上海科学技术出版社出版《中国医学大成续集》丛书，影印收录《神灸经纶》，底本为李本，后附简略校勘表。

1992年，安徽中医学院高忻珠教授以李本为底本，点校后简体横排出版，收于安徽科技出版社《新安医籍丛刊·针灸类》中。高注本是此前仅有的校注简体横排本，虽其中不乏错漏，但瑕不掩瑜，其中的很多考证工作值得借鉴。2002年，上海古籍出版社《续修四库全书·子部·医家类》收影印本，内页著明"据上海图书馆藏清咸丰三年刻本影印"。据查证，实际是据中医古籍出版社1983年版翻印。2004年，中医古籍出版社出版王大生等著《神灸经纶释》，简体横排，底本标为"清咸丰三年刻本"，具体不详，该语译本错漏较多，适合初学者了解大概。

三、学术特点

《神灸经纶》是一部灸法专著，全书搜罗前人医籍甚广，对《医宗金鉴》等书尤为推崇："惟我国朝纂《宗鉴》一书，为医林之总汇，如众水之归宗，其言针灸，审穴分寸，的无差谬，诚哉，卓越千古。"书中还大量引用了《内经》《难经》《类经图翼》《医宗金鉴》等书内容，可以说《神灸经纶》是对前人灸法的总结，但也不失其自身特点。

1. 搜罗广博，全面总结

《神灸经纶》引古籍50余种，医家40余人，上起先秦，下至清初，涉及中医理论、伤寒、本草、针灸、养生、脉书、妇人、小儿、外科等。全书以灸法为线索，旁征博引，渐次铺排，对前人经验进行了很好的整理和保存。

2. 重视灸法，不废针药

吴氏所处时代，正值针灸禁废之世，"惜近世医流，学焉者寡，治针者百无一二，治灸者十无二三，惟汤液之治，比比皆然"，故唯有通过强调灸法，才能纠偏时弊，逆境图存。著者也在引言中点明了该书置针言灸，目的在于"由灸而知针，由针而知道，绍先圣之渊源，补汤液所不及"，可见其对针、灸、药不存偏见，"不知针灸汤液其为用不同，而为医则一也"，文中也多有针灸药配合应用的例子。

3. 灸有宜忌，不可不察

灸法作为一种临床疗法，必然存在其适宜和禁忌之处，如果不明宜忌而妄加施为，不但无益，反而有害。著者这种观点，在书中多处体现，如灸材选择，"灸病下火，最宜选慎，若急卒惊惶，取用竹木之火，非徒无益而反有损，人以为灸无功效，而不知用火之过，误也"。又伤寒诸证也有禁灸可灸之辨，"微数之脉，慎不可灸"，"少阴病，得之二三日，口中和，其背恶寒者，当灸之"。其他如坐向、时辰、部位、剂量等也都是灸疗过程中需考量避忌的因素。

4. 先证后治，理法并重

通观全书，《神灸经纶》论述理论与临床的篇幅相若，在证治部分也是先理后法，两者并重。相较于《西方子明堂灸经》等前人灸法专著通篇只言经穴主治，《神灸经纶》的编排无疑更全面合理。著者还主张在全面了解病情的情况下进行有针对性的治疗，"苟症有未明而漫为施治，其能不误人者寡矣"，这也是理法并重的体现。

4. 明经审穴，灸效可期

"穴不审，则多有误于伤气伤血"，书中对经络腧穴的内容进行了详细的归纳整理，采用歌赋、图的形式，便于领会并在此基础上做到明经审穴，不存疑惑。对于一些特殊取穴和灸法，著者也详加说明，做到"审穴分寸，的无差谬"，以保证疗效。

此外，我们在整理过程中发现《神灸经纶》无论在内容还是形式上都存在一些不足。具体如：

1. 偏于总结前人经验，多引述他书内容，个人观点发挥较少。

2. 部分引用内容未经严格考证，有错漏。如第一卷"灸疮候发"引《寿世保元·灸法》，将"黑盖子脱了"误作"黑盖平脱"，让人费解。

3. 内容编排稍显混乱，如目录与正文不对应、体例不统一、注文详略不一等。原书目录第三卷"合病"后有"并病""坏病"两节，但正文无内容；噎症部分每穴皆注明所属经络，略显繁琐。

4. 书中存在少量唯心内容，如"灸病吉日""治虚痨咒"等，需要读者辩证看待。

总之，《神灸经纶》较全面地总结整理了清以前中医灸法经验，体系完备，内容翔实，是一部理法并重、切合实用的灸法专著，在针灸发展史上理当享有一定地位。

总 书 目

医　　经

内经博议

内经提要

内经精要

医经津渡

素灵微蕴

难经直解

内经评文灵枢

内经评文素问

内经素问校证

灵素节要浅注

素问灵枢类纂约注

清儒《内经》校记五种

勿听子俗解八十一难经

黄帝内经素问详注直讲全集

基础理论

运气商

运气易览

医学寻源

医学阶梯

医学辨正

病机纂要

脏腑性鉴

校注病机赋

内经运气病释

松菊堂医学溯源

脏腑证治图说人镜经

脏腑图说症治合璧

伤寒金匮

伤寒考

伤寒大白

伤寒分经

伤寒正宗

伤寒寻源

伤寒折衷

伤寒经注

伤寒指归

伤寒指掌

伤寒选录

伤寒绪论

伤寒源流

伤寒撮要

伤寒缵论

医宗承启

桑韩笔语

伤寒正医录

伤寒全生集

伤寒论证辨

伤寒论纲目

伤寒论直解

I

伤寒论类方　　　　　　　　脉义简摩

伤寒论特解　　　　　　　　脉诀汇辨

伤寒论集注（徐赤）　　　　脉学辑要

伤寒论集注（熊寿试）　　　脉经直指

伤寒微旨论　　　　　　　　脉理正义

伤寒溯源集　　　　　　　　脉理存真

订正医圣全集　　　　　　　脉理宗经

伤寒启蒙集稿　　　　　　　脉镜须知

伤寒尚论辨似　　　　　　　察病指南

伤寒兼证析义　　　　　　　崔真人脉诀

张卿子伤寒论　　　　　　　四诊脉鉴大全

金匮要略正义　　　　　　　删注脉诀规正

金匮要略直解　　　　　　　图注脉诀辨真

高注金匮要略　　　　　　　脉诀刊误集解

伤寒论大方图解　　　　　　重订诊家直诀

伤寒论辨证广注　　　　　　人元脉影归指图说

伤寒活人指掌图　　　　　　脉诀指掌病式图说

张仲景金匮要略　　　　　　脉学注释汇参证治

伤寒六书纂要辨疑

伤寒六经辨证治法　　　　　　**针灸推拿**

伤寒类书活人总括　　　　　针灸节要

张仲景伤寒原文点精　　　　针灸全生

伤寒活人指掌补注辨疑　　　针灸逢源

　　　　　　诊　　法　　　备急灸法

脉微　　　　　　　　　　　神灸经纶

玉函经　　　　　　　　　　传悟灵济录

外诊法　　　　　　　　　　小儿推拿广意

舌鉴辨正　　　　　　　　　小儿推拿秘诀

医学辑要　　　　　　　　　太乙神针心法

　　　　　　　　　　　　　杨敬斋针灸全书

本　草

药征

药鉴

药镜

本草汇

本草便

法古录

食品集

上医本草

山居本草

长沙药解

本经经释

本经疏证

本草分经

本草正义

本草汇笺

本草汇纂

本草发明

本草发挥

本草约言

本草求原

本草明览

本草详节

本草洞诠

本草真诠

本草通玄

本草集要

本草辑要

本草纂要

药性提要

药征续编

药性纂要

药品化义

药理近考

食物本草

食鉴本草

炮炙全书

分类草药性

本经序疏要

本经续疏

本草经解要

青囊药性赋

分部本草妙用

本草二十四品

本草经疏辑要

本草乘雅半偈

生草药性备要

芷园臆草题药

类经证治本草

神农本草经赞

神农本经会通

神农本经校注

药性分类主治

艺林汇考饮食篇

本草纲目易知录

汤液本草经雅正

新刊药性要略大全

淑景堂改订注释寒热温平药性赋

用药珍珠囊　珍珠囊补遗药性赋

Ⅲ

方　　书

医便

卫生编

袖珍方

仁术便览

古方汇精

圣济总录

众妙仙方

李氏医鉴

医方丛话

医方约说

医方便览

乾坤生意

悬袖便方

救急易方

程氏释方

集古良方

摄生总论

摄生秘剖

辨症良方

活人心法（朱权）

卫生家宝方

见心斋药录

寿世简便集

医方大成论

医方考绳愆

鸡峰普济方

饲鹤亭集方

临症经验方

思济堂方书

济世碎金方

揣摩有得集

亟斋急应奇方

乾坤生意秘韫

简易普济良方

内外验方秘传

名方类证医书大全

新编南北经验医方大成

临证综合

医级

医悟

丹台玉案

玉机辨症

古今医诗

本草权度

弄丸心法

医林绳墨

医学碎金

医学粹精

医宗备要

医宗宝镜

医宗撮精

医经小学

医垒元戎

证治要义

松厓医径

扁鹊心书

素仙简要

慎斋遗书

折肱漫录

济众新编

丹溪心法附余

方氏脉症正宗

世医通变要法

医林绳墨大全

医林纂要探源

普济内外全书

医方一盘珠全集

医林口谱六治秘书

识病捷法

温　病

伤暑论

温证指归

瘟疫发源

医寄伏阴论

温热论笺正

温热病指南集

寒瘟条辨摘要

内　科

医镜

内科摘录

证因通考

解围元薮

燥气总论

医法征验录

医略十三篇

琅嬛青囊要

医林类证集要

林氏活人录汇编

罗太无口授三法

芷园素社疟疟论疏

女　科

广生编

仁寿镜

树蕙编

女科指掌

女科撮要

广嗣全诀

广嗣要语

广嗣须知

孕育玄机

妇科玉尺

妇科百辨

妇科良方

妇科备考

妇科宝案

妇科指归

求嗣指源

坤元是保

坤中之要

祈嗣真诠

种子心法

济阴近编

济阴宝筏

秘传女科

秘珍济阴

黄氏女科

女科万金方

彤园妇人科

女科百效全书

叶氏女科证治

妇科秘兰全书

宋氏女科撮要

茅氏女科秘方

节斋公胎产医案

秘传内府经验女科

外科真诠

枕藏外科

外科明隐集

外科集验方

外证医案汇编

外科百效全书

外科活人定本

外科秘授著要

疮疡经验全书

外科心法真验指掌

片石居疡科治法辑要

儿　科

婴儿论

幼科折衷

幼科指归

全幼心鉴

保婴全方

保婴撮要

活幼口议

活幼心书

小儿病源方论

幼科医学指南

痘疹活幼心法

新刻幼科百效全书

补要袖珍小儿方论

儿科推拿摘要辨症指南

外　科

大河外科

伤　科

正骨范

接骨全书

跌打大全

全身骨图考正

伤科方书六种

眼　科

目经大成

目科捷径

眼科启明

眼科要旨

眼科阐微

眼科集成

眼科纂要

银海指南

明目神验方

银海精微补

医理折衷目科

证治准绳眼科

鸿飞集论眼科

眼科开光易简秘本

眼科正宗原机启微

咽喉口齿

咽喉论

咽喉秘集

喉科心法

喉科杓指

喉科枕秘

喉科秘钥

咽喉经验秘传

养　生

易筋经

山居四要

寿世新编

厚生训纂

修龄要指

香奁润色

养生四要

养生类纂

神仙服饵

尊生要旨

黄庭内景五脏六腑补泻图

医案医话医论

纪恩录

胃气论

北行日记

李翁医记

两都医案

医案梦记

医源经旨

沈氏医案

易氏医按

高氏医案

温氏医案

鲁峰医案

赖氏脉案

瞻山医案

旧德堂医案

医论三十篇

医学穷源集

吴门治验录

沈芊绿医案

诊余举隅录

得心集医案

程原仲医案

心太平轩医案

东皋草堂医案

冰壑老人医案

芷园臆草存案

陆氏三世医验

罗谦甫治验案

临证医案笔记

丁授堂先生医案

张梦庐先生医案

养性轩临证医案

养新堂医论读本

祝茹穹先生医印

谦益斋外科医案

太医局诸科程文格

古今医家经论汇编

莲斋医意立斋案疏

医　史

医学读书志

医学读书附志

综　合

元汇医镜

平法寓言

寿芝医略

杏苑生春

医林正印

医法青篇

医学五则

医学汇函

医学集成

医学辩害

医经允中

医钞类编

证治合参

宝命真诠

活人心法（刘以仁）

家藏蒙筌

心印绀珠经

雪潭居医约

嵩厓尊生书

医书汇参辑成

罗氏会约医镜

罗浩医书二种

景岳全书发挥

新刊医学集成

寿身小补家藏

胡文焕医书三种

铁如意轩医书四种

脉药联珠药性食物考

汉阳叶氏丛刻医集二种

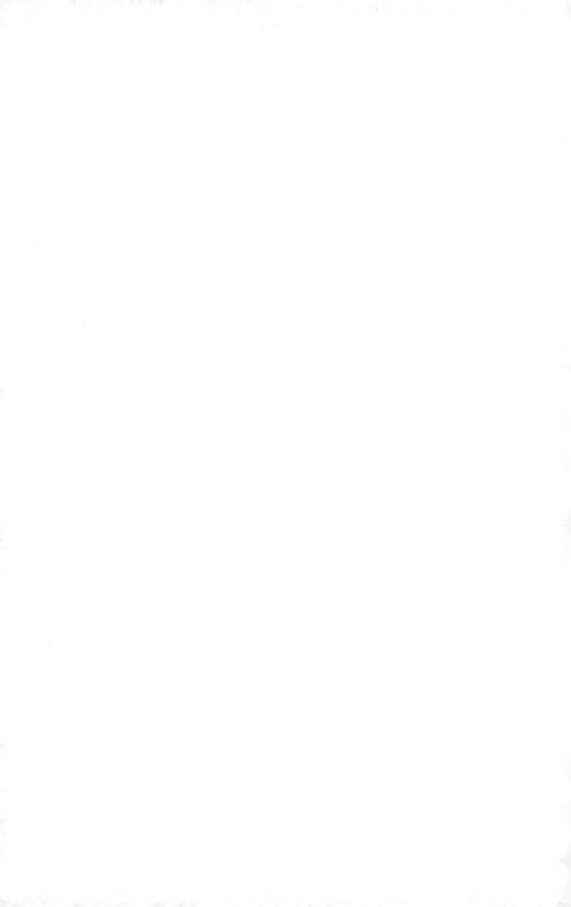